"码"上无忧

高血压营养配餐

1288例

柴瑞震·主编

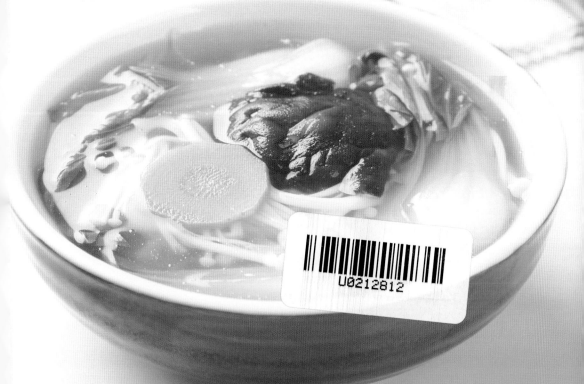

重庆出版集团 重庆出版社

图书在版编目（CIP）数据

高血压营养配餐1288例 / 柴瑞震主编.
—重庆：重庆出版社，2016.7
ISBN 978-7-229-11143-4

Ⅰ.①高… Ⅱ.①柴… Ⅲ.①高血压－食物疗法－食谱
Ⅳ.①R247.1②TS972.161

中国版本图书馆CIP数据核字(2016)第092119号

高血压营养配餐1288例
GAOXUEYA YINGYANG PEICAN 1288 LI

柴瑞震　主编

责任编辑：张立武
责任校对：刘小燕
装帧设计：深圳市金版文化发展股份有限公司
出版统筹：深圳市金版文化发展股份有限公司

重庆出版集团
重庆出版社　出版

重庆市南岸区南滨路162号1幢　邮政编码：400061　http://www.cqph.com
深圳市雅佳图印刷有限公司印刷
重庆出版集团图书发行有限公司发行
邮购电话：023-61520646
全国新华书店经销

开本：720mm×1016mm　1/16　印张：15　字数：200千
2016年7月第1版　2016年7月第1次印刷
ISBN 978-7-229-11143-4

定价：32.80元

如有印装质量问题，请向本集团图书发行有限公司调换：023-61520678

总序

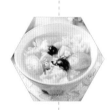

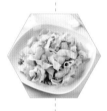

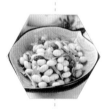

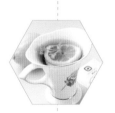

世界再大，经历再复杂，人生也不过是周旋于衣食住行，拘泥于吃喝玩乐与工作。然而，有人白发苍苍却依然健朗，有人青春不再却风采照人，有人正值年轻却一脸暗淡，有人愁容满面早已沧桑得不知岁月几何……

打开电视，看看报纸，听听周围人的声音，你会发现痛苦伴随疾病无处不在。疾病可以摧毁人的身体，而病痛的身体会使人心崩溃、扭曲，从而给一个家庭带来不堪重负的压力。

疾病从何而来？大部分严重的疾病都不是一下子就形成的，而是日积月累终成顽疾。不良的生活习惯是滋生疾病的关键所在，而其中不良的饮食习惯有着至关重要的影响。饮食养人，也可能会伤人于无形。

如今，健康饮食的舆论四起，营养专家、医生等各界人士的呼吁之声更显迫切。远离不健康食品，合理搭配饮食，均衡营养，是保障身心健康的重要原则。

鉴于此，我们策划了《"码"上无忧》系列丛书，针对多种常见疾病，科学指导读者学会自我调养、照料他人，并以更积极健康的状态去享受生活。这套丛书第二辑包括：《高血压营养配餐1288例》《心脑血管病营养配餐1288例》《糖尿病营养配餐1288例》《肠胃病营养配餐1288例》四个分册，集对症调养、精选食材、烹饪技巧、药膳调理、饮食禁忌等知识于一体，将现代技术与传统烹饪技巧完美结合，并附有近千个菜肴的烹饪视频二维码，手机即扫即看大厨制作菜肴的全过程，简单快捷，清晰明了。

身体是生存在世上的基础，活得健康比其他一切追求都要重要；活得健康，你才能前进，才能将一切经历看成风景，即便是面对老去也无所畏惧。从现在起，请下定决心开始健康的饮食方式，让身体与心灵都在路上，并于未来之中遇见最好的自己。

现代生活节奏紧张，家庭、事业的压力越来越大，人们的情绪也愈来愈不稳定；同时，过量饮酒、摄入太多食物脂肪、缺少必要的运动，加之生活环境的污染等等，这些因素直接导致人体健康状况的恶化，而高血压便在这种环境下伺机而动。

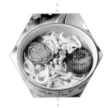

高血压对于人体的危害不言而喻，对于高血压我们需要高度重视。除了积极的药物治疗之外，合理有效的饮食调养也非常重要。高血压患者通过日常生活的饮食调养，可以在一定程度上辅助疾病的治疗，将血压控制在理想的范围内。

《高血压营养配餐1288例》详细介绍了高血压的基础知识及饮食调养方法。第一章主要介绍高血压的基础知识，从患者较为关注的血压测量及用药情况，全方位解读高血压，让患者对高血压有更理性的认识；第二章从饮食治疗出发，详细介绍高血压饮食治疗原则、宜补的12种营养素及饮食禁忌，从而让患者避开饮食误区，吃出健康。

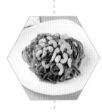

接着，本书第三章详细介绍高血压患者宜食的降压食材，每种食材都配有相应的养生食谱，用这些降压食材当武器，有助于患者将血压稳稳地控制在安全的范围内；第四章主要介绍对高血压具有较好防治作用的中药材及对应食谱；第五章主要介绍特殊人群高血压患者的饮食指导原则及对应食谱，特殊人群高血压患者了解这些，可以帮助避免饮食错误而造成难以修复的损伤；第六章介绍高血压并发症的饮食指导，从而让患者更全面、更有针对性地应对高血压。

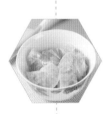

本书的每道菜都配有二维码，扫一扫二维码就能看到每道菜的制作视频，是不是很方便呢？希望谨以此书，为高血压患者提供方便，也衷心祝愿阅读本书的读者，身体健康，生活更上一层楼。

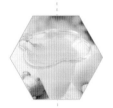

目录

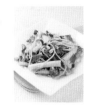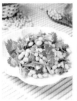

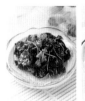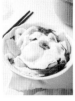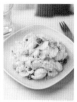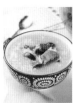

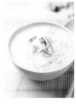
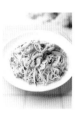

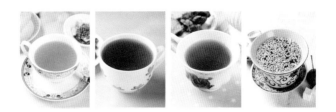

Part 5
巧攻高血压，特殊人群的有效食疗

Part 6
突击高血压，高血压并发症对症食疗

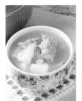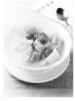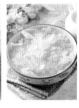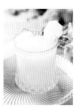

Part

1

解密高血压，让高血压无所遁形

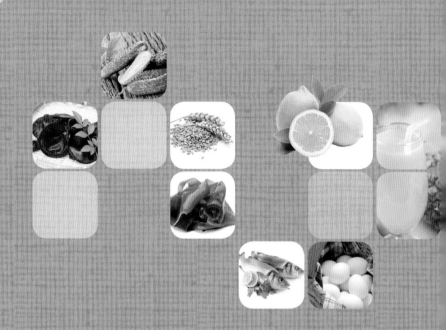

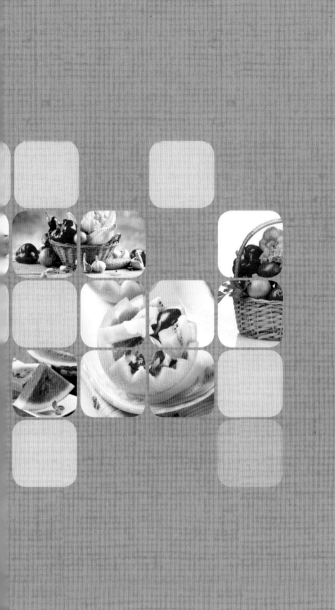

高血压像一个刁钻的入侵者，悄无声息间住进毫无防备的身体里，不知道从什么时候开始，高血压成了一个很流行的话题，很多人都在谈论，但是听得越多，是否感觉疑问越多呢？本章从医学的专业角度介绍高血压，让患者对高血压有更深入的认识。

全方位认识高血压

高血压仅仅就是指血压高吗？其量化的标准还有哪些？医学上对这些到底有什么样的标准？本节主要介绍高血压的分级、分层及分期，让高血压患者更深入地掌握高血压，从而对自身的状况有更理性的认识。

什么是高血压

人的血液输送到全身各部位需要一定的压力，这个压力就是血压。如果成人收缩压大于或等于140mmHg、舒张压大于或等于90mmHg为高血压；收缩压在140～160mmHg，舒张压在90～95mmHg，为临界高血压。

高血压不单指血压的升高，还指由其引起的人体心、脑、肾脏等重要器官的损害。

高血压的分级

目前，我国采用国际统一的WHO/ISH分类方法，根据非药物状态下患者收缩压和（或）舒张压水平，将之分为理想血压、正常血压、正常高值、1级高血压、2级高血压、3级高血压、单纯收缩期高血压等。

如患者的收缩压与舒张压分属不同的级别时，则以较高的分级标准为准。单纯收缩期高血压也可按照收缩压水平分为1、2、3级。

类别	收缩压（mmHg）	舒张压（mmHg）
理想血压	<120（和）	<80
正常血压	<130（和）	<85
正常高值	130~139（或）	85~89
1级高血压（轻度）	140~159（或）	90~99
2级高血压（中度）	160~179（或）	100~109
3级高血压（重度）	≥180（或）	≥110
单纯收缩期高血压	≥140（和）	<90
亚组：临界收缩期高血压	140~149	<90

高血压的分层

对高血压除了分级，根据对心血管的危险还进行了分层，对高血压患者进行危险分层不仅有利于临床医生全面准确地评估患者的危险等级，还对此类患者的治疗目标提出了更高的要求：治疗时不仅要考虑降压，还要考虑危险因素及靶器官损害的预防和逆转。高血压的分层标准如下：

其他危险因素	高血压水平		
	1级	2级	3级
无其他危险因素	低	中	高
1~2个危险因素	中	中	极高危
≥3个危险因素或糖尿病或靶器官损害	高	高	极高危
有并发症	极高危	极高危	极高危

高血压的分期

根据对脑、心、肾等重要器官损害程度，把高血压分为三期：

第一期：这是高血压的发病早期，此时高血压患者可能不会出现明显的发病体征，因为此时的高血压症状是非常隐匿的。在第一期，高血压患者的血压达到确诊高血压水平，临床无心、脑、肾并发症。此时的高血压患者如果能及时地控制病情的发展，就会避免并发症的产生，从而可以避免健康损害继续加重。

第二期：随着高血压病症的发展，高血压患者会进入第二期的发病阶段，这时期高血压患者的血压达到确诊高血压水平，通过一些诊断方法检查可以看到明显的病变情况，如体检、X线、心电图或超声检查有左心室肥大；眼底动脉普遍或局部变细；蛋白尿和血浆肌酐浓度轻度升高。

第三期：进入这一发病阶段的高血压患者会出现许多严重的并发症，对患者的生命健康造成很大的威胁，通过一些检查可以发现这个时期的高血压患者已经出现脑出血或高血压脑病；左心衰竭；肾功能衰竭；眼底出血或渗出液；视神经乳突水肿。这时期的高血压患者面临着艰难的康复进程。

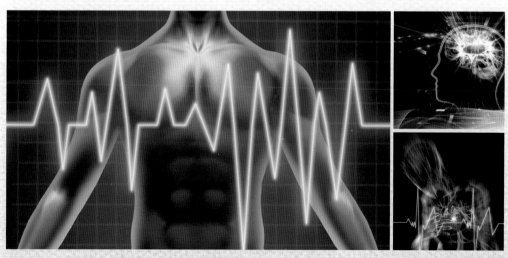

认清高血压早期的症状和危害

几乎所有疾病的治疗都有一个共同的特点，那就是越早发现，越早治疗，其治愈的成功率也就越大。本节主要介绍高血压的早期症状及危害，认清高血压，有助于及早发现并将其扼杀在萌芽状态。

高血压早期的症状

高血压的常见症状有：头晕、头痛、烦躁、心悸、失眠、注意力不集中、记忆力减退、肢体麻木等，其往往因人、因病期而异。高血压早期多无症状或症状不明显，偶尔于身体检查测血压时发现。

1.常见头晕、头痛

头晕为高血压最多见的症状，常在患者突然下蹲或起立时出现，有些是持续性的。头痛多为持续性钝痛或搏动性胀痛，甚至有炸裂样剧痛，常在早晨睡醒时发生，起床活动一会儿或饭后逐渐减轻，疼痛部位多在额部两旁的太阳穴和后脑勺。

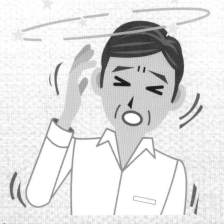

2.失眠

高血压患者性情大多比较急躁，遇事敏感、易激动，所以心悸、失眠等症状比较常见。失眠主要表现为入睡困难或早醒、睡眠不实、噩梦纷纭、易惊醒，这与大脑皮层功能紊乱及植物神经功能失调有关系。

3.注意力不集中

高血压患者注意力不集中和记忆力减退的症状在早期多不明显，但随着病情发展而逐渐加重，这种症状也常成为促使患者就诊的原因之一。

高血压的危害

1.对心脏的影响

高血压对血管造成的强大压力，会让血管变硬、管径变窄，不利于血液的输送，为了让血液能顺利送往全身，心脏只好更用力收缩，长期下来，左心室会变肥大。当血管病变发生在冠状动脉时，会造成缺血性心脏病（狭心症）的发生，如心绞痛、心肌梗死。

2.对血管的影响

高血压还会造成血管病变，对血管

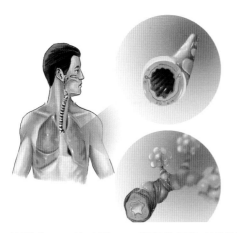

管破裂效应发生在脑部，会导致出血性中风，这是较少见的脑中风。当破裂的血管主要在脑组织内、接近脑部表面血管，为脑内出血，患者会失去意识，或立即在一两个小时内发展成半身不遂。当破裂血管位于蛛网膜下腔的脑血管，血液会大量流出，累积在蛛网膜下腔，造成蛛网膜下腔出血，患者会剧烈头痛，但不会立即失去意识或中风。

4.对肾脏的影响

当肾脏内的微血管承受不住过高的血压就会发生破裂，会影响器官组织运作，降低肾脏的功能，若不加以控制，可能会导致肾衰竭。

5.对眼底的影响

高血压对眼睛所造成的并发症，来自于血管病变。当视网膜上的血管系统发生病变，无法提供足够的养分让眼睛维持正常功能，眼底并发症因此产生，如眼动脉硬化、痉挛、眼底出血或渗出液、视乳突水肿等。

的影响，一是破裂，二是粥状硬化引发阻塞。小血管较细薄，易发生破裂情形，大动脉较厚粗，易发生粥状硬化。当血管病变发生，身体各器官组织会跟着出现损伤，脑部、心脏、主动脉、肾脏和眼底是受影响最大的部位。

高血压对血管的危害不容小觑，其对主动脉的影响也非常大，高血压易促使血管硬化，造成动脉壁的坏死。主动脉剥离就是因为血管内层及中层受不了压力造成血管破裂，血液冲向内、中层间进行撕裂，造成血管剥离的现象。发生时会产生剧烈的疼痛，疼痛部位和发生部位有关。

3.对脑部的影响

高血压造成血管阻塞，当阻塞发生在脑部，会导致阻塞性中风，如脑血栓与脑栓塞。脑血栓是大脑内部动脉血管壁上出现血凝块，完全堵住血管。脑栓塞的血凝块则来自脑部以外，跟着循环系统流入脑血管，造成阻塞。不论是脑血栓或脑栓塞，都会阻塞阻挡氧气与养分通过，易造成组织死亡，引发中风。

高血压可能会引起血管破裂，而当血

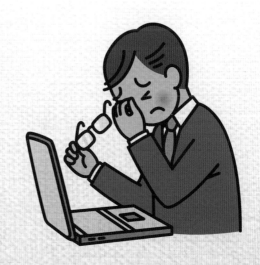

患高血压的原因

高血压给人体健康造成难以估量的危害，但是什么原因导致高血压的产生呢？通过流行病学调查和研究，目前认为高血压的患病概率与下列因素有密切的关系，高血压患者应在日常生活中尽量避开自己可以控制的危险因素，从而让血压恢复正常。

遗传因素

根据医学界的研究，不论是高血压、低血压或者正常血压，血压的遗传因素很强，父母均患高血压者，其子女患高血压概率高达45%，但这并不意味着父母有高血压，子女就一定有高血压。即使遗传了高血压的体质，只要养成饮食清淡、定期运动、作息正常的生活方式，也能有效地控制血压、稳定血压。

饮食不合理

生活中，我们常会看到有些人口味比较重，在饮食中会加入很多的盐，而这样长期下去，就可能出现高血压。我国的饮食特点除了含盐量高以外，还有低钾、低钙和低动物蛋白质的倾向。高钠饮食很容易引起高血压，而低钾、低钙和低动物蛋白质饮食结构，又会加重高钠对血压的不利影响。

饮酒过量

酒对血压的影响不在于酒的种类，而在于酒中的酒精，酒精加快心脏的节律，甚至诱发心房颤动和心脏射血，导致血压升高。如果每天喝白酒超过2两，血压就会升高，如果同时又吸烟则会加重血压的升高。临床上可以见到，在一些"酒文化"比较重的地区，高血压发病率明显增高。

吸烟

这也是属于导致原发性高血压的原因。吸烟不仅对呼吸系统有不良影响，也是导致冠心病的危险因子，烟草中烟碱和微量元素镉含量较高，吸进过多的烟碱和镉可导致血压升高，引起原发性高血压。长期吸烟能引起小动脉持续收缩，形成小动脉硬化，引起血压升高。

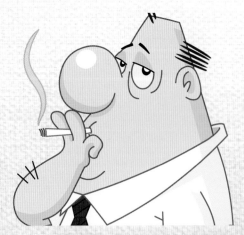

认识收缩压和舒张压

收缩压和舒张压是衡量血压情况的重要手段，血压较高的数值称为收缩压，是心脏给血管的最大压力，低的数值为舒张压，是心跳间隙血管间（动脉）的压力。心血管的健康不仅要看两血压值的高低，也要看收缩压和舒张压之间的差异。

什么是收缩压和舒张压

血压是指血液在血管内流动时，对血管壁产生的单位面积侧压力，血压是由心脏、血管及在血管中流动的血液共同形成的。我们平时用血压测量出来的数值主要是收缩压和舒张压。

1.收缩压

收缩压就是当人的心脏收缩时，动脉内的压力上升，心脏收缩的中期，动脉内压力最高，此时血液对血管内壁的压力称为收缩压，亦称高压。收缩压在临床上意义很大，有一种高血压被称为收缩压偏高症，就是指舒张压正常，而收缩压增高，在高血压各种类型中，收缩压增高最常见，而且更难控制。临床观察发现，随着年龄增长而表现的单纯收缩压增高，更易发生中风和冠脉急性事件，因此在临床上医生会更关注病人的收缩压。

2.舒张压

舒张压就是当心室舒张时，主动脉压下降，是心舒末期动脉血压的最低值，也称为低压。左心室结束收缩后，左心室和大动脉之间的动脉瓣便会关闭，停止血液输送，这时血液会从左心房流到左心室，形成左心室扩张的现象。另一方面，血液输送到大动脉时，将使大动脉扩张，并将血液积聚于大动脉后，输送至全身的末梢动脉，此时的血压值最小。

收缩压和舒张压的影响因素

生理情况下影响收缩压的主要因素是每搏输出量的变化，如果搏出量增大，则心缩期射入主动脉的血量增多，动脉管壁所受的张力也更大，故收缩期动脉血压的升高更加明显。

舒张压高最重要、最直接的因素是外周血管的阻力高，从某种意义上说比高压高要危险。除因外周血管管腔细小而产生阻力外，血管平滑肌的舒缩亦可显著地改变血管阻力。

原发性高血压，主要是阻力血管的口径变小，升压物质增多以及对其反应性增高而造成外周血管阻力增大，导致舒张压增高。脑缺血、高盐饮食以及应激均可导致交感神经兴奋，促进去甲肾上腺素的释放，并激活肾素-血管紧张素-醛固酮系统，使血管收缩，外周阻力增大，导致舒张压增高。

关于血压测量

防治高血压需要时刻关注自己的血压状况，这就需要患者对血压测量有一定的了解，测量血压不仅需要有适合自己的血压计，同时还要对测血压时的环境、自己的精神状况等一些注意事项加以了解。

第一招，选择合适的血压计

1.水银血压计好还是电子血压计好？

专业的医生，可以选择水银血压计，因为水银柱式血压计测量的准确性和稳定性较高，对使用者的技术要求较高。如果技术不到位、操作不当，很容易使测得的血压产生误差。普通人群，选择电子血压计为好。电子血压计使用简单，测量方便。

2.手臂式与手腕式如何选择？

选购血压计的时候要考虑使用人的情况。普通人群，手臂式或者手腕式二者都可以，手腕式测量方便。大多数中老年人（糖尿病、高血脂、高血压等患者）使用手臂式，对于那些血液黏稠度较高、微循环不畅的患者而言，与水银柱式血压计测得的结果相比较，手腕、手指的血压测量值误差会很大。各国高血压指南一致推荐经国际标准认证的上臂式电子血压计。

3.测量方式是选择自动加压还是半自动加压？

购买血压计之前考虑一下自己是否能够驾驭半自动的加压方式。①全自动的机器按一下按钮就可以自动加压。全自动的是自动控制入气量。②半自动就是手动加

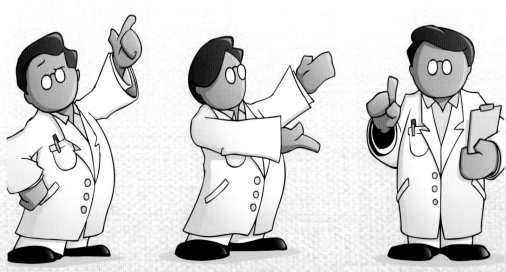

压（用手捏橡胶球加压），手动的比较麻烦，主要是入气量不太好控制，气少了测量的脉搏速率不准确。

4.是否要购买有记忆功能的？

选购血压计的时候要问清楚是否有记忆功能。血压计的记忆功能是指将被测量者的血压记录（高压、低压、脉搏等数据）保存在机器中，可以使长期使用其的被测量者对自己一段时间内的血压值情况了如指掌，是一个非常不错的功能。记忆功能一般分为：单组记忆及多组记忆功能；带日期时间功能及不带日期时间功能。

5.血压计的型号和功能很多，如何选择适合自己的？

选购血压计的时候多参考别人的意见。你可以从各种型号的血压计的功能比较表中选出你需要的电子血压计，你也可以看看血压计的销售排行榜，看别人买了什么型号的血压计来决定自己购买的型号，因为大家的智慧比个人更加聪明。

第二招，正确进行血压测量

1.选择安静的环境

测量血压时室内要保持安静，室温最好保持在20℃左右。

2.测量前精神放松

测量前最好休息20～30分钟，排空膀胱，不饮酒、咖啡和浓茶，并要停止吸烟。

3.测量时体位正确

受测者取坐位或仰卧位均可，受测的手臂应与右心房同一水平（坐时手臂应与第四肋软骨在同一水平上，卧时则放在腋中线水平），并外展45°。将衣袖上卷至腋窝，或脱掉一侧衣袖，以便于测量。

4.血压计袖带放置正确

测量血压前，应先将血压计袖带内的气体排空，再将袖带平整地缚于上臂，不可过松或过紧，以免影响测量值的准确性。气袋中部对准肘窝的肱动脉（大部分的电子血压计都在袖带上用箭头标出了这个位置），袖带下缘距肘窝2～3厘米。

5.测量时保持安静

测量开始后不要说话，不能有体动。

6.多次测量取平均值

第一次测量完成后应完全放气，至少等1分钟后，再重复测量一次，取两次的平均值为所得到的血压值。此外，如果要确定是否患高血压，最好还要在不同的时间段进行测量。一般认为至少有3次不同时间的测量血压值高，才可以定为高血压。

如果需要每天观察血压变化，应在同一时间采用相同体位，用同一血压计测量同一侧手臂的血压，这样结果才更可靠。

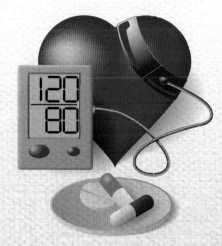

关于高血压用药

药物是治疗高血压的重中之重，高血压患者应及早治疗，在医生的指导下合理用药。本节主要介绍高血压用药的基本原则和常用高血压药的分类与特点，掌握这些有利于患者做到用药不盲目，避开滥用药的风险。

高血压用药原则

1.尽早治疗

高血压是中老年人的高发疾病，一旦出现经常头晕、头痛、失眠、肢体麻木等症状应及时去医院测量血压，确诊后应积极配合治疗，避免发展为非良性高血压。

2.不可大量服用降压药

高血压是慢性心血管疾病，其治疗过程也需循序渐进。患者不可在短时间内服用大量降压药物，血压骤然下降可能引起心、脑、肾等血液供应不足，导致心脑血管意外的发生。

3.联合用药

有些患者只需要科学地服用一种药物便可轻松地达到控制血压的目的，有些患者却需要在医生的指导下采用两种或两种以上的药物控制。

4.持久治疗

目前临床上治疗高血压的主要方法为终身药物治疗，所以，高血压患者必须做好"打持久战"的准备，治疗过程中不可随意停药，避免引起血压波动而诱发心脑血管意外。

5.不可随意停药

有些患者担心长期服药会给身体带来一定的副作用，因此，在症状减轻后时常会自主停药，出现症状后又开始服药，这样反复停药引起血压波动较大，病情反复发作甚至加重，常常会引起严重的并发症及心脑血管意外，对患者生命构成严重威胁。

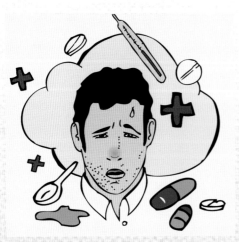

高血压药分类与特点

1.利尿剂

常单独用于抗轻度高血压，也与其他药物合用于治疗中、重度高血压，尤适于伴心衰、浮肿患者。代表药有氢氯噻嗪、吲哒帕胺（寿比山、钠催离）。长期使用此类药易致糖耐量降低、血糖升高、高尿酸血症等代谢紊乱及血液中胆固醇和甘油三酯开高、高密度脂蛋白降低与性欲减退等并发症，故一般应在医生指导下间断使用。

2.β受体阻滞剂

广泛用于轻、中度高血压患者，尤适于年轻的高血压病人及治疗劳力型心绞痛，但不宜于伴心功能不全、支气管哮喘、糖尿病患者（因能减少胰岛素分泌、干扰糖代谢）。代表药有萘洛尔（心得安）、酒石酸美托洛尔（倍他乐克）、阿替洛尔（氨酰心安）、比索洛尔（康可、博苏）、拉贝洛尔（柳胺苄心定）、卡维地洛（金络、络德）。

3.血管紧张素转化酶抑制剂

血管紧张素转化酶抑制剂具有改善胰岛素抵抗和减少尿蛋白作用，对肥胖、并发糖尿病和心脏、肾脏靶器官受损的高血压患者具有相对较好的疗效，特别适用于伴有心力衰竭、心肌梗死、糖耐量减退或糖尿病、肾病的高血压患者。

常用血管紧张素转化酶抑制剂有卡托普利、依那普利、贝那普利、西拉普利。此类药物降压起效缓慢、逐渐增强。

药物不良反应时出现刺激性干咳和血管性水肿，高钾血症、妊娠妇女和双侧肾动脉狭窄患者禁用。

4.钙拮抗剂

又称钙通道阻滞剂，适合于各型高血压，尤适于重症高血压伴冠心病、心绞痛、脑血管意外、肾脏病变的患者。代表药为硝苯地平（心痛定）、拜新同（拜心痛）、地尔硫卓（恬尔心）、氨氯地平（络活喜）、非洛地平（波依定）、拉西地平（乐息平、司乐平）、尼群地平等。

5.交感神经抑制剂

此类药物可扩张血管，减轻心脏负担，并可治疗慢性心功能不全，降低血液中胆固醇及甘油三酯，升高高密度脂蛋白，最适于伴高脂血症、前列腺肥大、心功能不全的高血压患者。为避免首剂效应及体位性低血压，宜从小剂量开始，后递增用量。常用药物有可乐定、利血平（降压灵）、甲基多巴、哌唑嗪等。

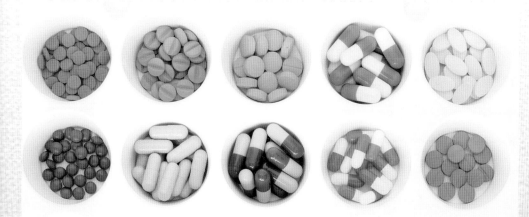

Part

2

警惕高血压，避开饮食误区

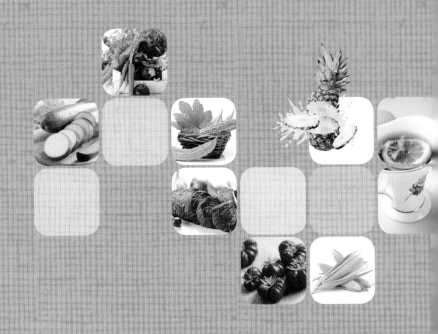

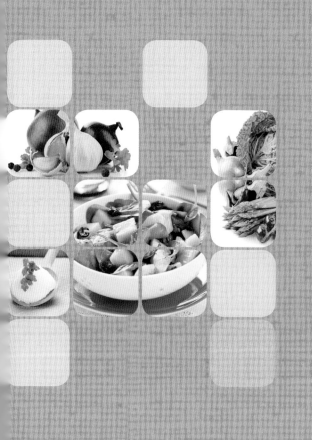

提到高血压，很多人都会想到以后要少吃盐，少吃荤，可除了这最基本的两点，还有什么需要忌的呢？高血压患者到底该吃什么呢？本章主要介绍高血压饮食的相关宜忌，让高血压患者选择正确食物，轻轻松松避开高血压饮食禁区。

高血压饮食治疗原则

　　高血压除了用药物治疗之外，还可以根据饮食加以防治。本节主要介绍高血压的饮食治疗原则，高血压患者日常饮食中遵循这些原则，有利于辅助病情的治疗，从而稳定血压，促进身体恢复健康。

饮食宜清淡

　　高血压患者饮食宜清淡，宜高维生素、高纤维素、高钙、低脂肪、低胆固醇饮食。总脂肪小于总热量的30%，蛋白质占总热量15%左右。提倡多吃粗粮、杂粮、新鲜蔬菜、水果、豆制品、瘦肉、鱼、鸡等食物，提倡吃植物油，少吃油腻、辛辣食品及白糖、浓茶、咖啡等。

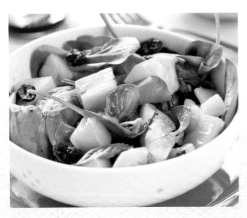

饮食多样化

　　每一类营养素都有它特殊的生理功能，对身体来说都是不可或缺、无法被替代的。人体需要的全部营养素，只有通过食用不同种类的食物才能较全面地获得。挑食、偏食、品种单一等，都会影响人体健康。高血压患者不能因为一味地避免脂肪、热量、胆固醇等而使营养得不到均衡的摄入，给身体造成不必要的损伤。

搭配消脂食物

　　如果过度限制热量摄取，往往会令人饿得浑身无力，但若选择有营养的食物，很容易摄入过多热量，使血压难以控制。所以，高血压患者平时应多吃一些清淡、带有植物纤维的蔬果。植物纤维是一种不能被消化的物质，它包括纤维素、半纤维素、木质素、果胶质、树胶质和一些非纤维素糖，高血压患者食用这类消脂食物有助于帮助代谢体内多余脂肪。

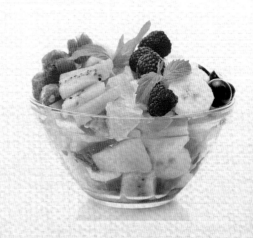

饮食定时定量

健康的饮食是保持人体健康的重要因素之一，三餐不规律、挑食、吃饭狼吞虎咽、暴饮暴食等不健康的饮食习惯会损害人体健康。高血压患者需要做到一日三餐饮食定时定量，不可过饥过饱，不可暴饮暴食。

每天食谱可作以下安排：碳水化合物250~350克（相当于主食6~8两），新鲜蔬菜400~500克，水果100克，食用油20~25毫升，牛奶250克（毫升），高蛋白食物3份（每份指：瘦肉50~100克，或鸡蛋1个，或豆腐100克，或鸡、鸭100克，或鱼虾100克，其中鸡蛋每周4~5个即可）。

科学饮水

水的硬度与高血压的发生有密切的联系。研究发现，硬水中含有较多的钙、镁离子，它们是参与血管平滑肌细胞舒缩功能的重要调节物质，如果缺乏，易使血管发生痉挛，最终导致血压升高，因此对高血压患者而言，要尽量饮用硬水，如泉水、深井水、天然矿泉水等。

清晨是一天中补水的最佳时机，此时饮水可以使肠胃马上苏醒过来，刺激蠕动，防治便秘。更重要的是，经过长时间的睡眠，血液浓度增高，这个时候补充水分，能迅速降低血液浓度，促进循环。

选择"二多三少"的食物

"二多"是指多蔬果、多粗粮。蔬果中含有大量的维生素、纤维素以及微量元素，这些营养元素对于控制血压、保持身体健康有很大的帮助。

"三少"是指少盐、少油、少加工。高血压患者的饮食宜清淡，在制作食品的过程中应该控制好盐、油等调味品的用量。

高血压患者尤其要少吃加工食品。这些食品为了让味道更好便添加增鲜剂、味精或其他提升口味的化学物质；为了避免腐烂则添加防腐剂，而这些物质对身体不利。

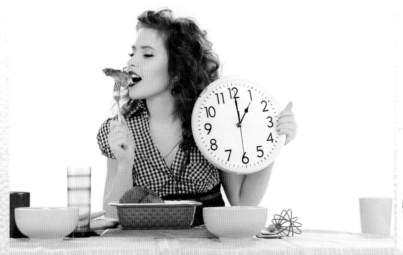
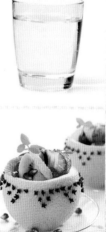

高血压宜补的12种营养素

为什么有些食物特别适合高血压患者食用？这些食物到底隐藏着什么样的奥妙？其实并不复杂，食物就像一个营养仓库，不同的食材，其中存放的营养不同，一起来了解对高血压有利的营养素，然后在生活中寻找包含这些营养素的食材。

维生素C

它能将胆固醇氧化，变成胆酸排出；血液中的胆固醇一旦减少，就能降低动脉硬化的概率，血流畅通、血管健康，血压自然能获得良好的控制。其主要的食物来源为：绿色蔬菜、西红柿、橘子、柠檬、橙子、草莓、樱桃、猕猴桃、葡萄柚等。建议成人每日摄入60毫克维生素C（约1个葡萄柚）。

钾

过多的钠会造成水分滞留，进而产生水肿、血液量上升、血压升高等症状，钾有助于钠的代谢与排出，因此具有调节血压的功效。其主要的食物来源为：胚芽米、糙米、杨桃、香蕉、桃子、橙子、柑橘、番石榴、榴莲、番荔枝、柚子、桂圆、南瓜、茼蒿、川七、菠菜、空心菜、龙须菜、包菜、韭菜、胡萝卜、香菇、金针菇、黄豆、杏仁、咖啡、茶等。建议成人每日摄入2000毫克钾（约4~5根香蕉）。

钙

伴有肥胖症的高血压患者应严格限制脂肪摄入量。血液中的钙具有降低血脂、防止血栓的功能，同时可以强化、扩张动脉血管，达到降低血压的作用。其主要的

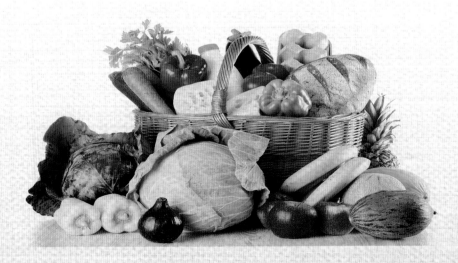

食物来源为：芹菜、甘蓝、芥蓝、紫菜、黄豆、豆腐、牛奶、优酪乳、小鱼干、虾米等。建议成人每日摄入800毫克钙（约800毫升牛奶）。

镁

镁是维持心脏正常运作的重要元素，能辅助心脏顺利收缩、跳动，将血液运送至全身。其主要的食物来源为：小麦胚芽、燕麦、糙米、紫菜、海带、花生、核桃、杏仁、牛奶、黄豆、鲑鱼、鲤鱼、鳕鱼、绿色蔬菜、大蒜、无花果、柠檬、苹果、香蕉、葡萄柚等。建议成年男性每日摄入360毫克镁（约150克花生），成年女性每日摄入315毫克镁（约140克花生）。

硒

硒是人体必需的微量元素，人体缺硒可引起某些重要器官的功能失调，导致许多严重疾病发生。硒在维持心血管系统正常结构和功能上起着重要作用，缺硒是导致心肌病、冠心病、高血压、糖尿病等高发的重要因素。而补硒则有利于减少多种心脑血管疾病的发生，改善患者症状，提高患者对抗疾病的能力。硒可以清除脂质过氧化物，保护动脉血管壁上细胞膜的完整，阻止动脉粥样硬化，起到减少血栓形成、预防心肌梗死的作用。

硒主要的食物来源为：小麦胚芽、糙米、燕麦、大蒜、洋葱、南瓜、动物肾脏、瘦肉、海鲜等。建议成年男性每日摄入70毫克硒，成年女性每日摄入50毫克硒。

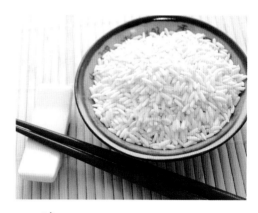

膳食纤维

水溶性膳食纤维有降低胆固醇的功效，可预防动脉硬化与高血压。非水溶性的膳食纤维则能抑制脂肪与钠的吸收，有降低血压的作用。食用高纤维食物，平均每日粗纤维摄入量高达35～40克，糖尿病、高脂血症等疾病的发病率比膳食纤维摄入量仅为4～5克的欧美国家的居民明显降低。其主要的食物来源为：豆类、蔬菜类、海藻类、水果类、全谷类。建议成人每日摄入25~35克膳食纤维。

芦丁

芦丁能够保护细小血管，增加血管壁的弹性，使血液流动顺畅，同时能抑制使血压上升的酵素活性，双管齐下预防血压上升。其主要的食物来源为：荞麦、红枣、山楂等。建议成人每日摄入30毫克芦丁（约1小碗荞麦）。

γ-胺基酪酸

γ-胺基酪酸可借由刺激副交感神经的方式来抑制交感神经的活动，避免血管过度收缩，达到稳定血压的作用；同时还能清除体内的中性脂肪，促进肾脏功能。其主要的食物来源为：糙米、胚芽米、泡菜、纳豆等。建议成人每日摄入500毫克γ-胺基酪酸。

胆碱

胆碱就是维生素B$_4$，可以代谢脂肪，分解血液中的同型半胱氨酸，借此保护血管健康，预防动脉硬化，降低血压。其主要的食物来源为：全谷类、包菜、花菜、动物内脏、牛肉、蛋黄、豆类、乳制品、各种坚果、酵母菌等。建议成人每日摄入550毫克胆碱。

次亚麻油酸

次亚麻油酸可与其他成分组合成一种类荷尔蒙物质——前列腺素，参与人体多项重要代谢与循环工作。前列腺素有抗血栓、抗凝血与扩张血管等作用，能维持血液流通顺畅、降低动脉压。其主要的食物来源为：燕麦、黄豆、黄豆制品、月见草油、葵花油、橄榄油等。

牛磺酸

肾上腺素分泌与交感神经敏感时，血压会上升，而牛磺酸能抑制前述两者，避免人体因紧张、压力、摄入盐分过量而导致血压值居高不下。其主要的食物来源为：猪肉、牛肉、羊肉、鱼虾贝类等。

烟碱酸

烟碱酸就是维生素B$_3$，具有降低胆固醇与甘油三酯的功能，同时可以扩张血管，促进血液循环，对降低血压也很有帮助。其主要的食物来源为：糙米、小麦胚芽、香菇、芝麻、花生、牛肉、猪肉、鸡肉、动物肝脏、乳制品、绿豆、鱼类、紫菜等。建议成人每日摄入15毫克烟碱酸（约120克猪肝）。

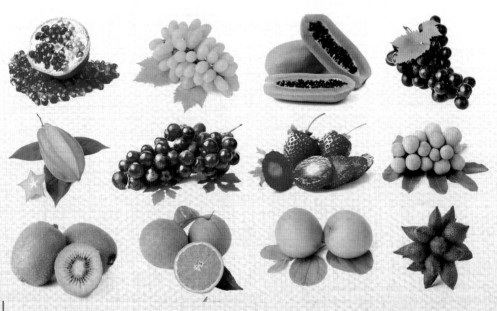

高血压的四季饮食

四季饮食养生是中医养生的一大特点，就是人们根据温、热、凉、寒的四季特点，遵循自然之道，调整自己的饮食。四季饮食养生有助于高血压患者更有针对性调整身体机能，从而稳定血压，促进健康的恢复。

春季饮食

春主生发，燥是一大特点，很多人会出现口干舌燥、大便干结等"上火"症状。中医将"上火"分为实火、虚火，要根据"火种"来灭火。忌吃得太酸太辣。

高血压患者在这一时期的预防和治疗是非常必要的，而饮食治疗很重要，应以清淡可口为主，忌食肥甘厚味和生冷油腻，多食用新鲜蔬菜如春笋、菠菜、芹菜等，在动物性食品方面，应少吃肥肉等高脂肪食物。

夏季饮食

高温季节，人体新陈代谢加快，容易缺乏各种维生素。此时，可以选择性地定量补充一些维生素，最好是食物补充，可以选择一些富含维生素和钙的食物，如西瓜、黄瓜、西红柿、豆类及其制品，也可以饮用一些果汁。

夏季人的消化功能容易减弱，对高血压患者来说应着眼于清淡爽口、少油腻、易消化的食物，适当多吃酸味或辛香的食物以增强食欲，以清热消暑为原则，切忌贪凉、好喝冷饮、暴饮暴食，注意饮食卫生，不食用腐败变质的食物。

秋季饮食

秋天是万物成熟收获季，也是人体阳消阴长的过渡期。因此，秋季养生，应注意以补充夏季的虚损为根本。

秋季气候干燥，人体容易缺水，所以日常要做好补充水分的工作。高血压患者在此季节应适当调整情绪，因为遍地落叶和萧瑟的秋风会引起人们情绪的波动。饮食上以清淡滋润为主，食用多汁多浆、富含维生素的酸甘之品，如银耳、百合、大枣、桂圆、莲子等。

冬季饮食

冬季的气候寒冷，人体受寒冷气温的影响，机体的生理功能和食欲等均会发生变化。因此，合理地调整饮食，保证人体必需营养素的充足，有助于提高人的耐寒能力和免疫力。

高血压患者冬季饮食应以富于营养的食物为主，既补阴又补阳，适当选用具有温热性质的动物类或植物类食物，但也不能过于油腻。

高血压饮食禁忌

高血压患者在饮食中需要格外注意忌吃食物，这些食物或富含胆固醇，或富含钠，对高血压的治疗非常不利，一起来了解高血压的忌吃食物，在生活中尽量远离它们，从而让高血压的治疗更加顺利。

高血压饮食注意

高血压患者在饮食生活中应避免酗酒，少吃或不吃含盐量过高的食物，含胆固醇高、容易引起肥胖的食物也应该尽量不吃。

1.少吃钠

盐是导致高血压的重要"元凶"。实验证明，对于早期或轻度高血压患者，单纯限制食盐的摄入就有可能使血压恢复正常。对于中、高度高血压患者来说，限制食盐的摄入量，不仅可以提高降压药物的疗效，而且可使用药剂量减少。

2.注意热量

能量是由食物中的产热营养素提供的，食物中能产生热量的营养素有蛋白质、脂肪、糖类和碳水化合物。过高的热量堆积，最直接的后果就是引起肥胖，而肥胖会使血压上升。肥胖者的肾上腺皮质功能亢进及一定程度的水钠潴留，又进一步增加了血液循环量，使血压升高加剧。

3.尽量少摄取饱和脂肪酸

饱和脂肪酸是指含有饱和键的脂肪酸，它可使体内的胆固醇合成增加，两者还可结合沉积于血管壁，引发动脉硬化等心脑血管疾病。

4.尽量避开高胆固醇

胆固醇食用过多，时间长了会使血液中的胆固醇含量增高，胆固醇堆积在动脉内壁上可使动脉管腔变窄，从而影响供血，引起头晕、头痛以及动脉硬化。

高血压忌吃食物

1.肥猪肉

肥猪肉中的脂肪含量很高，可达88.6%，所以其热量也很高，不利于体重的控制，容易诱发肥胖，不利于高血压病情控制；肥肉中含有大量的饱和脂肪酸，它可以与胆固醇结合沉淀于血管壁，诱发动脉硬化等心脑血管并发症。

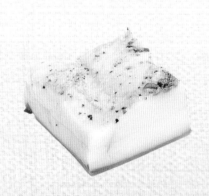

2.猪肝

猪肝的热量较高，多食不利于高血压患者体重的控制。猪肝中胆固醇含量较高，多食可导致胆固醇在动脉壁上沉积，使管腔狭窄，导致血压升高，甚至导致冠心病等。多食猪肝还会使体内储存有较多的血红元素铁，从而加重机体损伤，加重高血压病情。

4.猪肾

猪肾胆固醇含量高，胆固醇在动脉壁的堆积会导致血管管腔狭窄，血流受阻，使血压升高，增加心脏的负荷，还可能引发冠心病。高血压患者多为中老年人，肠胃功能相对较弱，猪肾性寒，如进食过多，容易引起腹泻等症状。

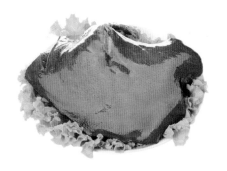

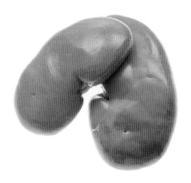

3.猪大肠

猪大肠的脂肪含量较高，高血压患者食用后容易导致脂肪堆积，引起肥胖，不利于体重的控制。猪大肠中的胆固醇含量较高，过多摄入可使血管管腔狭窄，导致血压升高，不利于血压的控制，并且还有可能导致冠心病。

5.猪血

猪血中含有较多的猪机体本身的新陈代谢的废物，如激素、药物、尿素等，人食用过多会给人体带来较大的负担。高胆固醇血症、肝病、高血压、冠心病患者应少食；凡有病期间忌食；患有上消化道疾病出血阶段忌食。

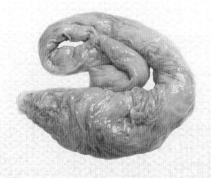

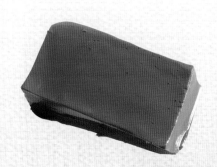

6.牛肝

牛肝的热量较高，多食不利于高血压患者的体重控制。牛肝的胆固醇含量很高，多食可使血液中的胆固醇和甘油三酯水平升高，胆固醇堆积在血管壁致使管腔狭窄，使血压升高。牛肝的烹调方法多用油炸或扒烤，如此制作出来的牛肝含有的热量更高，不适合高血压患者食用。

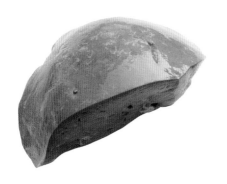

8.咸鸭蛋

咸鸭蛋中的胆固醇含量极高，过多的胆固醇沉积于血管内壁，可形成脂斑，进而使动脉管腔狭窄，使血压升高，甚至引发冠心病。咸鸭蛋中的钠含量极高，摄入过量可发生水、钠的潴留，增加血容量，从而使血压升高，增加心脏负荷，甚至引发心脏病。

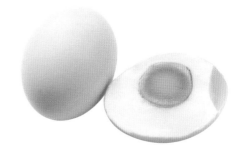

7.羊肉

羊肉中的蛋白质含量较多，过多摄入动物性蛋白质可能引起血压波动，对高血压病情不利。羊肉是助元阳、补精血、疗肺虚、益劳损之佳品，是一种优良的温补强壮剂，但是高血压患者多属肝阳上亢体质，多食会助阳伤阴，加重高血压病情。

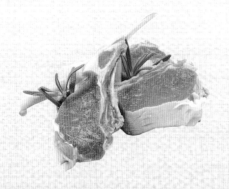

9.松花蛋

松花蛋中的胆固醇含量很高，低密度胆固醇在血管内壁的堆积可使管腔狭窄，使血压升高，甚至引发冠心病。松花蛋在加工制作过程中加入了大量的盐腌渍，摄入过多对心血管不利，容易使血压升高，加重高血压病情。

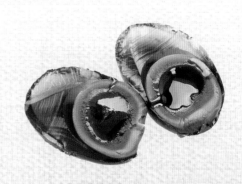

10.鱼籽

鱼籽的热量较高，多食不利于高血压患者体重的控制。鱼籽胆固醇含量很高，低密度胆固醇在血管内壁的堆积可导致管腔变窄，从而使血压升高，甚至引发冠心病。鱼籽虽然很小，但是很难煮透，食用后也很难消化，肠胃功能不好的高血压患者要忌吃。

12.芥末

芥末的热量和碳水化合物含量很高，而且它还可以刺激胃液和唾液的分泌，增进食欲，让人不自觉地进食更多的食物，从而容易引发肥胖。芥末具有催泪性的强烈刺激性辣味，食用后可使人心跳加快、血压升高，高血压患者需谨慎食用。

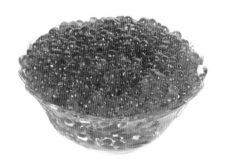

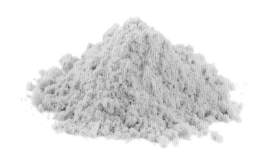

11.蟹黄

蟹黄含胆固醇非常高，可使血压升高，过量的胆固醇堆积在血管内壁下还可形成脂斑，甚至引发冠状动脉粥样硬化等，对于高血压患者十分不利，所以高血压患者和高胆固醇患者均应慎食。

13.咸菜

咸菜的原料可为芥菜、白菜或萝卜，用盐等调味料腌渍而成，其钠含量高达7.2%以上，高血压患者食用后，容易引起血压升高，不利于血管健康。咸菜在腌渍过程中可能产生可致癌的亚硝酸盐，对高血压患者不利。

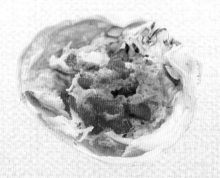

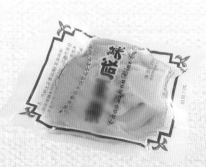

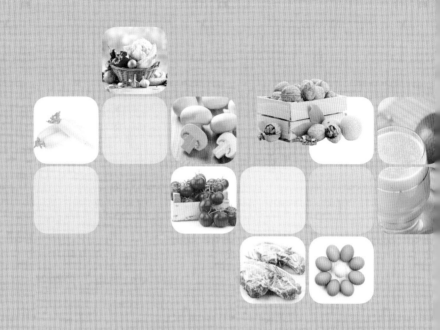

直面高血压，用降压食材当武器

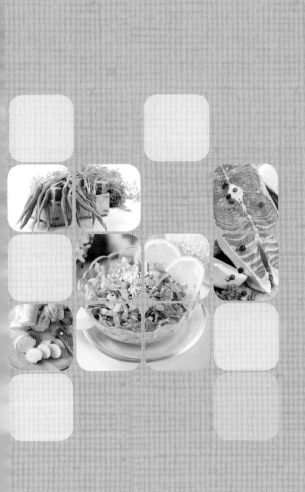

高血压除了需要用药物加以控制以外，饮食上的辅助治疗效果也不容忽视，本章主要介绍对高血压具有较好防治作用的食材及对应食谱。每一味食材都详细介绍了每日食用量、营养成分、降压功效、食用禁忌，从而让高血压患者对自己的饮食有更全面的把握。

素菜类

大白菜

每日食用量 100克

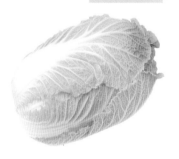

【降·压·功·效】

白菜的钠含量较低，且含有较多的维生素C，常食可软化血管、降低血压和血清胆固醇，对预防动脉粥样硬化、高脂血症以及脑卒中大有好处。

【食·用·禁·忌】

胃寒、腹泻、肺热咳嗽者不宜多食。

【小·贴·士】

挑选包得紧实、新鲜、无虫害的白菜为宜。冬天可用无毒塑料袋保存，如果温度在0℃以上，可在白菜叶上套上塑料袋，口不用扎，根截在地上即可。

泽泻白菜汤

/ 原料 / 白菜160克，泽泻12克，姜片、葱段各少许

/ 调料 / 盐、鸡粉各2克，料酒、鸡油各少许

/ 做法 /

1 洗好的白菜切成段，备用。2 砂锅中注入适量清水烧热，倒入备好的泽泻、姜片、葱段，淋入少许鸡油，拌匀。3 放入白菜，倒入料酒拌匀，烧开后用小火煮约15分钟。4 加盐、鸡粉，拌匀，煮至入味，关火后盛出即可。

/营/养/功/效/

白菜有通利肠胃、养心清热等功效；泽泻可减缓动脉粥样硬化形成。本品有助于降血压、安心神。

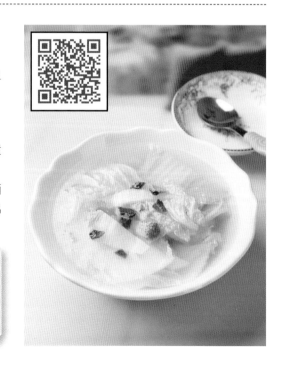

白菜木耳炒肉丝

/ 原料 / 白菜80克，水发木耳60克，猪瘦肉
100克，红椒10克，姜片、蒜末、葱
段各少许

/ 调料 / 盐2克，生抽3毫升，料酒5毫升，水
淀粉6毫升，白糖3克，鸡粉2克，食
用油适量

/ 做法 /
1 原料洗净；白菜切粗丝；木耳切块；红椒切
条；猪瘦肉切丝。2 肉丝装碗，加盐、生抽、
料酒、水淀粉拌匀，腌渍。3 用油起锅，倒入
肉丝炒匀，放姜末、蒜末、葱段爆香。4 倒入
红椒、料酒炒匀，倒入木耳、白菜炒软。5 加
盐、白糖、鸡粉、水淀粉炒匀即可。

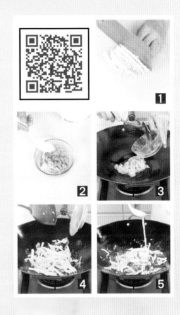

/营/养/功/效/

黑木耳是优质的高钾食物，有助于
降低血压和防止血液凝固。本品
对高血压患者有很好的食疗作用。

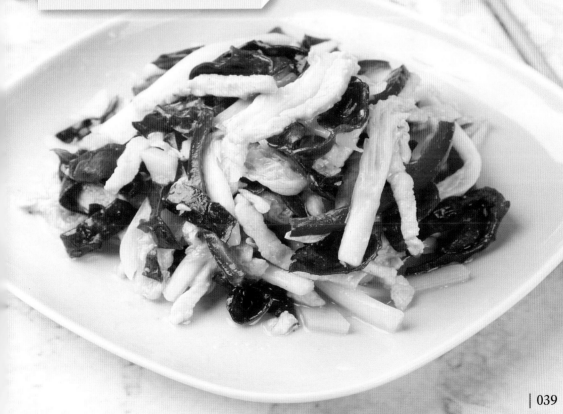

包菜

每日食用量 100克

● 营养成分

膳食纤维、维生素C、维生素P、钙、磷、钠等。

【降·压·功·效】

包菜含有丰富的纤维素，有助于清除血液垃圾，保护血管，促进血液循环，有助于稳定血压，且包菜中富含钾，可促进钠的排泄，有利于高血压的治疗。

【食·用·禁·忌】

皮肤瘙痒性疾病、咽部充血患者应慎食。

【小·贴·士】

食用包菜时，包菜有一种特殊的气味，去除的方法是在烹调时加些韭菜和大葱，用甜面酱代替辣椒酱，经这样处理，包菜可变得清香爽口。

胡萝卜丝炒包菜

/ 原料 / 胡萝卜150克，包菜200克，圆椒35克
/ 调料 / 盐、鸡粉各2克，食用油适量
/ 做法 /

1 洗净去皮的胡萝卜切片，改切成丝；洗好的圆椒切细丝；洗净的包菜切去根部，再切粗丝，备用。**2** 用油起锅，倒入胡萝卜炒匀。**3** 放入包菜、圆椒，炒匀，注入少许清水，炒至食材断生。**4** 加入少许盐、鸡粉，炒匀调味，关火后盛出炒好的菜肴即可。

/营/养/功/效/

包菜含有维生素C、粗纤维、叶酸、钾等营养成分，本品有助于钠排泄、稳定血压。

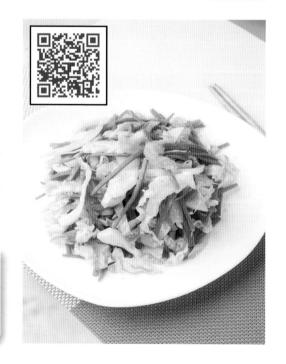

肉丝包菜炒面

/ 原料 / 面条120克，包菜180克，瘦肉50克，黄瓜45克，胡萝卜70克，彩椒20克

/ 调料 / 盐2克，鸡粉2克，料酒4毫升，水淀粉6毫升，生抽5毫升，食用油适量

/ 做法 /

❶洗净的瘦肉、包菜、胡萝卜、彩椒、黄瓜切细丝。❷肉丝装碗，加盐、料酒、水淀粉、食用油拌匀，腌渍。❸锅中注水烧开，倒入面条煮熟，捞出；肉丝入油锅滑油后捞出。❹用油起锅，倒入胡萝卜、彩椒炒匀，放入包菜炒匀。❺倒入面条，加盐、鸡粉、生抽炒匀。❻放入肉丝、黄瓜炒匀，盛出即可。

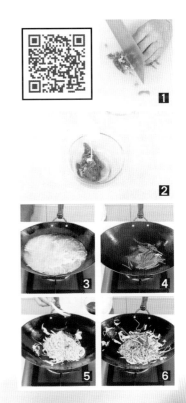

/营/养/功/效/

猪肉具有滋养脏腑、润滑肌肤、补中益气、滋阴养胃等功效。本品可增强体质，缓解高血压。

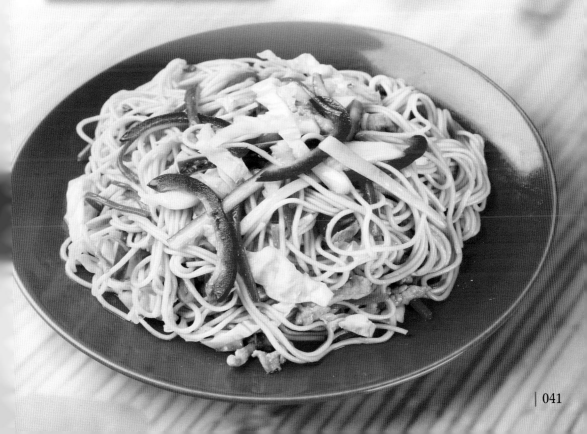

空心菜

每日食用量 80～100克

● 营养成分

无机盐、维生素B₁、维生素B₂、维生素C等。

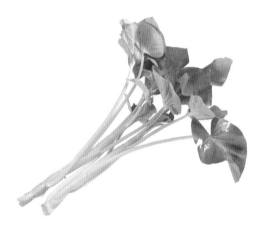

【降·压·功·效】

空心菜富含钾、钙等元素，可有效降低血压。实验证明，空心菜的水浸出液能够降低胆固醇、甘油三酯，是减肥降脂的佳品。

【食·用·禁·忌】

空心菜性寒滑利，体质虚弱、脾胃虚寒、大便溏泄者要慎食，血压低者要禁食，女性月经期间应少食或不食。

【小·贴·士】

选购空心菜时，以色正、鲜嫩、茎条均匀、无枯黄叶、无病斑、无须根者为优。失水萎蔫、软烂、长出根的为次等品，不宜购买。空心菜不耐久放，如想保存较长的时间，可选购带根的空心菜，放入冰箱中冷藏可维持5～6天。

酥豆炒空心菜

/ 原料 / 油炸豌豆10克，彩椒30克，空心菜300克

/ 调料 / 盐2克，鸡粉3克，食用油适量

/ 做法 /

① 洗净的彩椒切丝，备用。② 用油起锅，倒入切好的彩椒，放入切好的空心菜，翻炒匀。③ 加入盐、鸡粉，炒匀调味。④ 倒入油炸豌豆，炒匀，关火后盛出炒好的菜肴，装入盘中即可。

/营/养/功/效/

空心菜有助于稳定血压，其所含胰岛素样物质能抑制血糖升高；本品适合高血压并发糖尿病患者。

腰果炒空心菜

/ 原料 / 空心菜100克，腰果70克，彩椒15克，蒜末少许

/ 调料 / 盐2克，白糖、鸡粉、食粉各3克，水淀粉、食用油各适量

/ 做法 /

❶洗净的彩椒切细丝；锅中注水烧开，撒上食粉，倒入洗净的腰果略煮捞出。❷空心菜焯水后捞出；腰果入油锅炸熟捞出。❸蒜末入油锅爆香，倒入彩椒丝、空心菜。❹加盐、白糖、鸡粉、水淀粉炒匀，装盘，放上熟腰果即成。

/营/养/功/效/

腰 果富含膳食纤维以及钙、镁，有降低血糖和胆固醇的作用。本品可保护血管，维持血压正常。

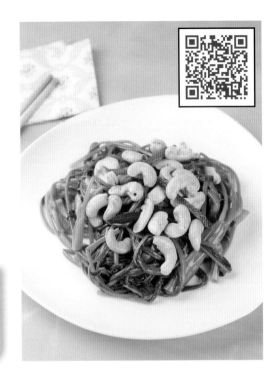

空心菜粥

/ 原料 / 空心菜50克，水发大米200克

/ 调料 / 盐2克，鸡粉2克

/ 做法 /

❶洗好的空心菜切成小段，备用。❷砂锅中注入适量清水烧开，倒入洗好的大米，搅拌均匀。❸盖上盖，用大火煮开后转小火煮40分钟至熟，揭盖，加入盐、鸡粉。❹放入空心菜，拌匀，略煮一会儿，关火后盛出煮好的粥，装入碗中即可。

/营/养/功/效/

空 心菜具有凉血利尿、降血糖等作用；大米为低钠、低糖食物。本品适合高血压并发糖尿病患者食用。

芹菜

每日食用量 100克

● 营养成分

甘露醇、食物纤维、维生素P、钙、铁、磷等。

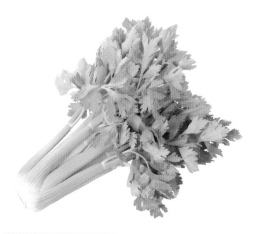

‖降·压·功·效‖

芹菜富含维生素P，可以增强血管壁的弹性、韧度和致密性，降低毛细血管通透性，对抗肾上腺素的升压作用，可降低血压、血脂。

‖食·用·禁·忌‖

脾胃虚寒者、肠滑不固者、血压偏低者慎食。

‖小·贴·士‖

芹菜，属伞形科植物，有水芹、旱芹、西芹三种，功能相近，药用以旱芹为佳。芹菜叶中所含的胡萝卜素和维生素C比较多，因此吃时不要把能吃的嫩叶扔掉。

蒸芹菜叶

/ 原料 / 芹菜叶45克，面粉10克，姜末、蒜末各少许
/ 调料 / 鸡粉少许，白糖2克，生抽4毫升，陈醋8毫升，芝麻油适量
/ 做法 /
1 取小碗，倒入蒜末、姜末、生抽、鸡粉、芝麻油、陈醋、白糖拌匀。2 另取味碟，倒入调好的材料，即成味汁。3 将洗净的芹菜叶装入蒸盘中，撒上面粉拌匀，入蒸锅蒸5分钟取出。4 芹菜切成小段，食用时佐以味汁即可。

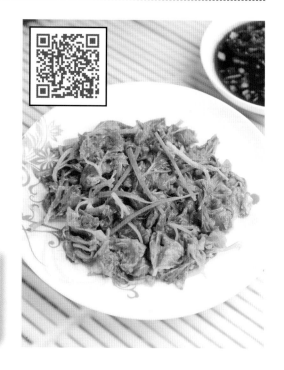

/营/养/功/效/

芹菜有平肝清热、清肠利便、降低血压、健脑镇静等功效。本品是高血压患者的养生佳品。

凉拌嫩芹菜

/ 原料 / 芹菜80克，胡萝卜30克，蒜末、葱花
各少许

/ 调料 / 盐3克，鸡粉少许，芝麻油5毫升，食
用油适量

/ 做法 /

1 将芹菜洗净，切成小段；胡萝卜切成细丝。
2 锅中注水烧开，放入食用油、盐，下入胡萝
卜、芹菜煮1分钟。**3** 捞出焯好的材料，沥干
水分，放入碗中。**4** 碗中加入盐、鸡粉，撒上
备好的蒜末、葱花。**5** 再淋入少许芝麻油，搅
拌约1分钟至食材入味。**6** 将拌好的食材装在
盘中即可。

/营/养/功/效/

芹 菜含有丰富的维生素P，可加强
维生素E的作用，从而降低血
压，保护血管。

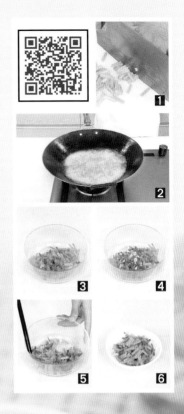

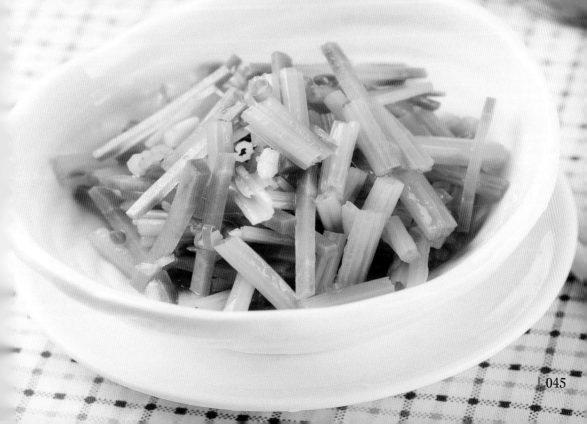

杏鲍菇炒芹菜

/ 原料 / 杏鲍菇130克，芹菜70克，彩椒50克，蒜末少许

/ 调料 / 盐3克，鸡粉少许，水淀粉3毫升，食用油适量

/ 做法 /

1 洗好的芹菜切段；洗净的杏鲍菇、彩椒切条。**2** 沸水中加盐、食用油，倒入杏鲍菇煮至沸，加入芹菜、彩椒煮至断生，捞出煮好的食材。**3** 用油起锅，放入蒜末，倒入焯过水的食材炒匀。**4** 加盐、鸡粉、水淀粉，炒匀即可。

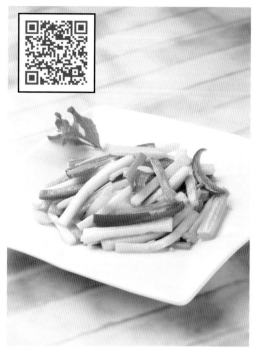

/营/养/功/效/

芹 菜含有膳食纤维和维生素P，有利于增强血管壁的弹性，维持血压稳定。

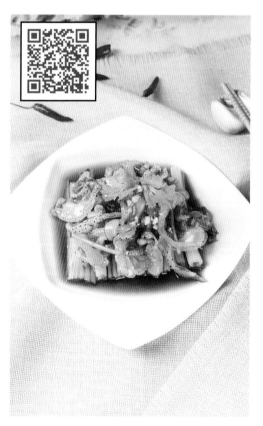

醋香芹菜海蜇皮

/ 原料 / 海蜇皮250克，芹菜150克，香菜、蒜末各少许

/ 调料 / 生抽、陈醋、芝麻油各5毫升，辣椒油4毫升，白糖2克，盐、食用油各适量

/ 做法 /

1 芹菜切成长段。**2** 海蜇皮入沸水锅，煮至断生后捞出。**3** 沸水中加入盐、食用油，倒入芹菜，焯煮后捞出，摆入盘中。**4** 取碗，倒入海蜇皮、蒜末、生抽、陈醋、白糖、芝麻油、辣椒油，搅匀，倒入香菜，搅拌片刻。**5** 将拌好的海蜇皮倒在芹菜上即可。

/营/养/功/效/

芹 菜有降血压、提高抗病能力的作用，可保护心脑血管，预防高血压并发症的发生。

香菇芹菜牛肉丸

/ 原料 / 香菇30克，牛肉末200克，芹菜20克，姜末、葱末各少许，蛋黄20克

/ 调料 / 盐3克，鸡粉2克，生抽6毫升，水淀粉4毫升

/ 做法 /

1 洗净的香菇切丁；洗好的芹菜切碎末。2 取碗，放入牛肉末、芹菜末，再倒入香菇、姜末、葱末、蛋黄。3 加盐、鸡粉、生抽、水淀粉搅制成馅料，捏成丸子。4 蒸锅上火烧开，放入牛肉丸蒸30分钟，取出即可。

/营/养/功/效/

本品含有丰富的蛋白质，有助于增强人体的免疫力，同时芹菜、香菇有稳定血压的作用。

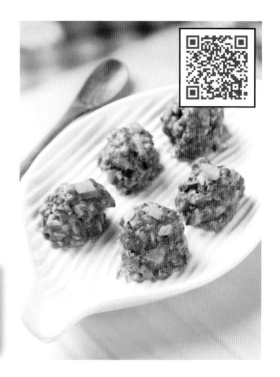

丹参芹菜粥

/ 原料 / 水发大米100克，丹参7克，芹菜60克，葱花少许

/ 调料 / 盐、鸡粉各少许

/ 做法 /

1 洗好的芹菜切碎末。2 砂锅中注水烧热，倒入丹参、大米拌匀，烧开后煮25分钟。3 倒入芹菜末拌匀，用中火煮10分钟。4 加盐、鸡粉调味，装碗，撒上少许葱花即可。

/营/养/功/效/

丹参有活血化瘀、保护血管的功效；芹菜可降压。本品对高血压患者有很好的保健作用。

香菜

每日食用量 150克

● 营养成分
维生素、挥发油、苹果酸、钾、甘露醇、黄酮类。

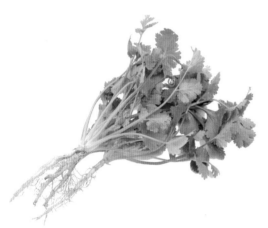

【降·压·功·效】

香菜辛温香窜，内通心脾，外达四肢，有祛邪扶正的功效。另外，香菜含丰富的维生素，可促进机体新陈代谢，其含有丰富的钾，可促进钠的排泄。

【食·用·禁·忌】

胃溃疡、疮疡患者慎食。

【小·贴·士】

香菜又名芫荽，做汤加些香菜可增加汤的清香；烹制畜肉类菜肴时加些香菜，能除腥膻气味。生食香菜可以帮助改善代谢，利于减肥美容。日本现在流行用香菜泡茶，并认为香菜茶的排油效果超过柠檬茶和薄荷茶。

胡萝卜丝拌香菜

/ 原料 / 胡萝卜200克，香菜85克，彩椒10克

/ 调料 / 盐、鸡粉、白糖各2克，陈醋6毫升，芝麻油7毫升

/ 做法 /

1 洗净的香菜切长段；洗好的彩椒切细丝；洗好去皮的胡萝卜切细丝。2 取一个碗，倒入胡萝卜丝、彩椒丝，放入香菜梗拌匀。3 加盐、鸡粉、白糖、陈醋、芝麻油拌匀，腌渍约10分钟。4 加入香菜叶拌匀，盛入盘中即成。

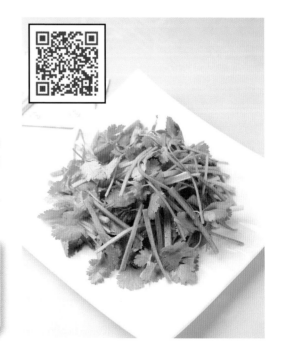

/营/养/功/效/

香菜和胡萝卜都是高钾食物，具有助于降压利尿，本品有很好的降压、保护血管的作用。

香菜炒豆腐

/ 原料 / 香菜100克，豆腐300克，蒜末、葱段各少许

/ 调料 / 盐3克，鸡粉2克，生抽5毫升，水淀粉8毫升，食用油适量

/ 做法 /

1 将洗净的香菜切成段；洗好的豆腐切成小方块。**2** 锅中注入清水烧开，放入盐，倒入豆腐块煮1分钟捞出。**3** 用油起锅，放入蒜末、葱段爆香，倒入豆腐，注入清水。**4** 加入生抽、盐、鸡粉炒匀，放入香菜炒匀，倒入水淀粉勾芡，盛出即成。

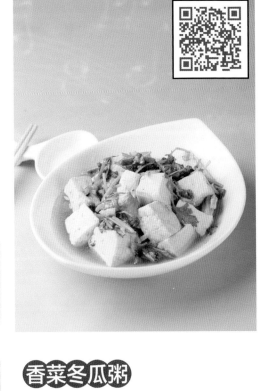

/营/养/功/效/

豆 腐可为身体提供优质的植物蛋白，增强免疫力。本品可改善体质，提高高血压患者的抗病能力。

香菜冬瓜粥

/ 原料 / 水发大米100克，冬瓜160克，香菜25克

/ 做法 /

1 洗净去皮的冬瓜切薄片，再切条形，改切成丁；洗好的香菜切段，将梗切碎，把叶切成段，备用。**2** 砂锅中注入适量清水烧热，倒入备好的大米、冬瓜、香菜梗，搅拌均匀。**3** 盖上盖，烧开后用小火煮约30分钟至大米熟软。**4** 揭开盖，撒上香菜叶，搅拌匀，略煮片刻，关火后盛出煮好的冬瓜粥即可。

/营/养/功/效/

冬 瓜含丙醇二酸，能抑制糖类转化为脂肪，可预防脂肪堆积。本品适合高血压并发糖尿病、肥胖症患者食用。

生菜

每日食用量 100克

● 营养成分

膳食纤维、莴苣素、维生素A、维生素C、钙等。

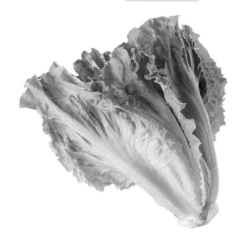

〖降·压·功·效〗

生菜中膳食纤维和维生素C较白菜多，有消除多余脂肪的作用，故又叫减肥生菜。生菜的茎叶中含有莴苣素，故味微苦，有助于镇痛催眠、降低胆固醇、辅助治疗神经衰弱。生菜中含有甘露醇等有效成分，有利尿和促进血液循环的作用，患有高血压的人可以适量吃生菜，有利于身体健康。

〖食·用·禁·忌〗

尿频者、胃寒者应慎食。

〖小·贴·士〗

生菜上有一个蒂，把这个蒂往里摁，要稍微使点劲，待它凹陷进去后再把它从里面给掏出来，然后就非常好剥了。

炝炒生菜

/ 原料 / 生菜200克
/ 调料 / 盐2克，鸡粉2克，食用油适量
/ 做法 /

1 将洗净的生菜切成瓣，把切好的生菜装入盘中，待用。2 锅中注入适量食用油，烧热，放入切好的生菜，将生菜快速翻炒至熟软。3 加入适量盐，再放入适量鸡粉，炒匀调味。4 将炒好的生菜盛出，装入盘中即可。

/营/养/功/效/

生菜能降低胆固醇、稳定血压。常食本品，对高血压并发糖尿病有食疗作用。

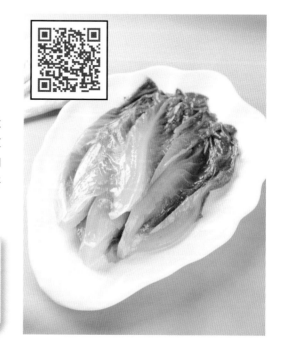

生菜苦瓜沙拉

/ 原料 / 苦瓜100克，胡萝卜80克，生菜100
克，熟白芝麻5克，柠檬片适量

/ 调料 / 白醋4毫升，橄榄油10毫升，盐2克，
白糖少许

/ 做法 /

1洗净的苦瓜、生菜切丝；洗净去皮的胡萝卜
切丝。**2**苦瓜加盐焯水后捞出，过凉水，捞
出。**3**苦瓜装碗，放入胡萝卜、生菜搅匀，加
盐、白糖、白醋、橄榄油搅匀。**4**盘中摆上柠
檬片，倒入拌好的食材，撒上熟白芝麻即可。

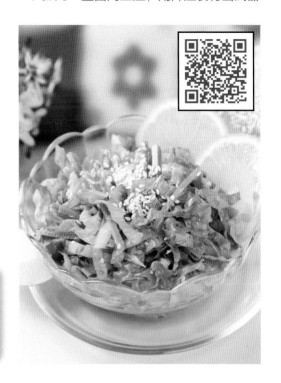

/营/养/功/效/

本品含有多种有益于心血管的营
养成分，对高血压、冠心病、
动脉硬化等疾病有一定的食疗作用。

香菇扒生菜

/ 原料 / 生菜400克，香菇70克，彩椒50克

/ 调料 / 盐3克，鸡粉2克，蚝油6克，老抽2毫
升，生抽4毫升，水淀粉、食用油各
适量

/ 做法 /

1生菜切开；香菇切小块；彩椒切粗丝。**2**生
菜、香菇焯水后捞出。**3**用油起锅，倒入清
水、香菇，加盐、鸡粉、蚝油、生抽炒匀，略
煮，加老抽上色。**4**倒入水淀粉炒匀；生菜装
盘，盛出锅中食材，撒上彩椒丝即成。

/营/养/功/效/

生菜含有钾、钙、铁等矿物质，
能清除血液中的垃圾，有助于
钠的排泄。

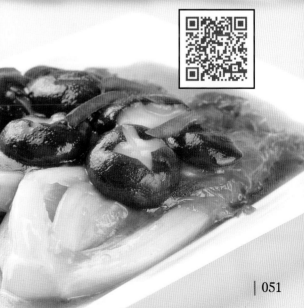

马齿苋

每日食用量 200克

● 营养成分

去甲肾上腺素、钾、胡萝卜素、B族维生素等。

降·压·功·效

马齿苋含有大量的钾，有良好的利水消肿作用；钾离子还可直接作用于血管壁上，使血管壁扩张，阻止动脉管壁增厚，有助于降低血压。

食·用·禁·忌

脾胃虚寒者慎食。

小·贴·士

在夏秋季节，采摘幼嫩多汁、茎叶茂盛的马齿苋，将根部除去后，清洗干净，用水焯软，再将汁水挤出，可以作凉拌菜，放入麻油、食盐、米醋、生姜、酱油、大蒜等调味品，味道鲜美、滑润爽口，是高血压患者的养生佳品。

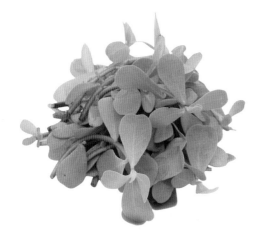

凉拌马齿苋

/ 原料 / 马齿苋300克，蒜末15克

/ 调料 / 盐3克，鸡粉2克，生抽3毫升，芝麻油、食用油各适量

/ 做法 /

1 锅中注水烧开，加入食用油、盐，放入洗净的马齿苋，煮1分钟，把煮熟的马齿苋捞出，备用。2 把马齿苋倒入碗中，加入蒜末。3 加入盐、鸡粉，加生抽、芝麻油，用筷子拌匀调味。4 将拌好的马齿苋盛出装盘即可。

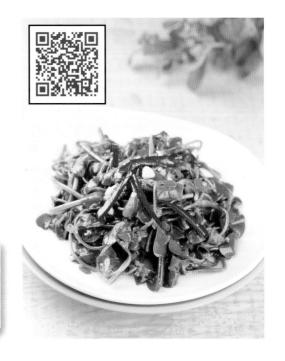

/营/养/功/效/

马齿苋含有的钾离子可直接作用于血管壁上，使血管壁扩张，从而起到降低血压的作用。

蒜蓉马齿苋

/ 原料 / 马齿苋150克，蒜末少许

/ 调料 / 鸡粉、盐各2克，食用油适量

/ 做法 /

1 将洗净的马齿苋切成段，把切好的马齿苋放在盘中，待用。**2** 用油起锅，放入少许备好的蒜末，用大火爆香。**3** 倒入备好的马齿苋，翻炒片刻，至其变软。**4** 转小火，加鸡粉、盐。**5** 快速翻炒匀，至食材入味，关火后盛出炒好的马齿苋，放在盘中即成。

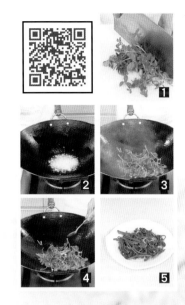

/营/养/功/效/

高血压并发糖尿病患者常食本品，有生津止渴的作用，有助于稳定血糖、血压。

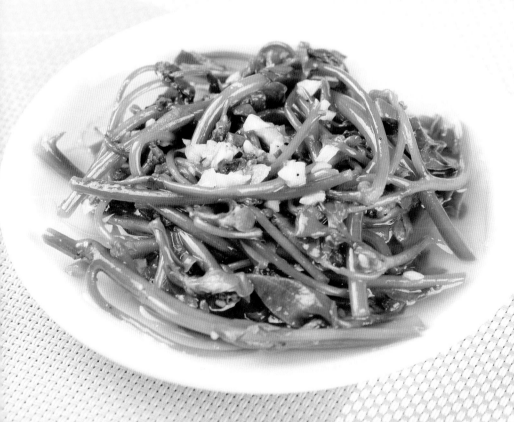

西红柿

每日食用量 200克

● 营养成分

番茄碱、维生素A、B族维生素和维生素C等。

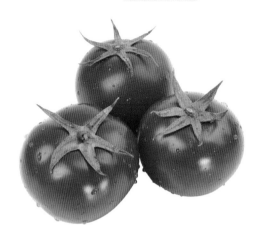

〖降·压·功·效〗

西红柿中的番茄红素具有类似胡萝卜素的强力抗氧化作用，可清除自由基，防止低密度脂蛋白受到氧化，还能降低血浆胆固醇浓度，从而有助于降低血压。

〖食·用·禁·忌〗

急性肠炎、菌痢者及溃疡活动期病人不宜食用。

〖小·贴·士〗

人们每天摄入的食物应该"红黄绿白黑"五色俱全，其中"红色"食物主要是指西红柿。选购西红柿以个大、饱满、色红成熟、紧实者为佳，常温下置通风处能保存3天左右，放入冰箱冷藏可保存5~7天。

洋葱拌西红柿

/ 原料 / 洋葱85克，西红柿70克

/ 调料 / 白糖4克，白醋10毫升

/ 做法 /

❶洗净的洋葱切成丝，洗好的西红柿切成瓣，备用。❷把洋葱丝装入碗中，加入少许白糖、白醋，搅拌匀至白糖溶化，腌渍20分钟。❸碗中倒入西红柿，搅拌匀，装入盘中即可。

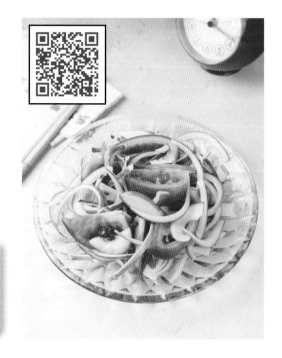

/营/养/功/效/

西红柿含有胡萝卜素、维生素C、番茄红素等营养成分，具有减肥瘦身、生津止渴、降血压等作用。

西红柿炒山药

/ 原料 / 去皮山药200克，西红柿150克，大葱10克，大蒜5克，葱段5克

/ 调料 / 盐、白糖各2克，鸡粉3克，水淀粉、食用油各适量

/ 做法 /

1原料洗净；山药切块；西红柿切小瓣；大蒜切片；大葱切段。**2**水烧开，加盐、食用油，倒入山药块焯水捞出。**3**用油起锅，倒入大蒜、大葱、西红柿、山药块炒匀，加盐、白糖、鸡粉炒匀。**4**倒入水淀粉炒匀，加葱段炒匀即可。

/营/养/功/效/

山药可益气补虚，与富含维生素C的西红柿搭配同食，对高血压患者有很好的食疗效果。

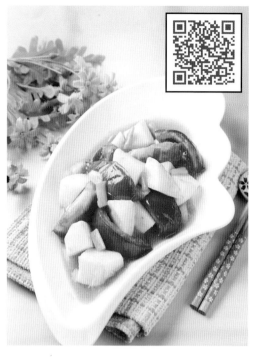

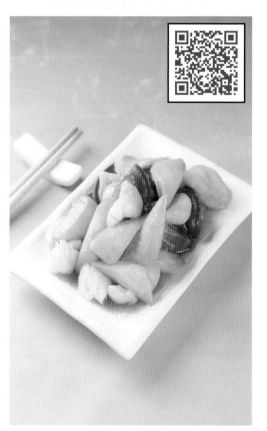

荔枝西红柿炒丝瓜

/ 原料 / 荔枝肉110克，西红柿60克，丝瓜130克

/ 调料 / 盐、鸡粉各2克，白糖少许，水淀粉、橄榄油各适量

/ 做法 /

1将洗净的西红柿切小瓣，改切小块；去皮洗好的丝瓜切滚刀块。**2**锅置火上，淋入少许橄榄油，大火烧热，倒入丝瓜块，炒匀，至其变软。**3**放入切好的西红柿，炒匀炒香，转小火，加入少许盐、白糖、鸡粉。**4**倒入适量水淀粉，用大火炒匀，至食材入味，再放入洗净的荔枝肉，炒匀炒香，关火后盛出菜肴，装入盘中即成。

/营/养/功/效/

丝瓜具有利尿、活血等功效，本品能为机体提供丰富的营养物质，有利尿降压的功效。

南瓜西红柿山楂煲瘦肉

/ 原料 / 猪肉丁60克，南瓜30克，土豆30克，
西红柿20克，玉米40克，山楂15克，
沙参5克

/ 调料 / 盐2克

/ 做法 /

1 锅中注水烧开，放入猪肉丁汆去血水。**2** 捞出猪肉。**3** 砂锅中注水烧开，放入猪肉、南瓜、土豆、西红柿、玉米、山楂、沙参拌匀。**4** 盖上盖，烧开后转中火煮约2小时。**5** 揭盖，放盐，拌匀调味，装入碗中即可。

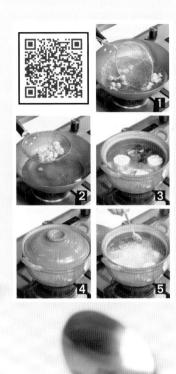

/营/养/功/效/

猪 肉有滋养脏腑、补中益气、滋阴养胃等功效，本品营养丰富，高血压患者可以适当食用。

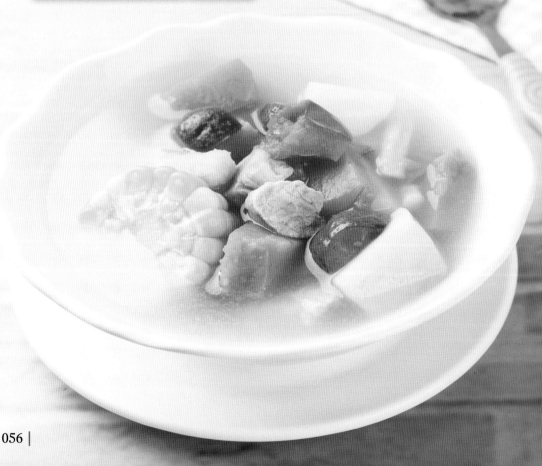

西红柿牛腩汤

/ 原料 / 牛腩155克，西红柿80克，八角15克，葱花、姜片各少许

/ 调料 / 盐、鸡粉、白胡椒粉各2克，料酒5毫升

/ 做法 /

1处理好的牛腩、西红柿切成小块。**2**砂锅注水烧开，倒入八角、牛腩块、姜片，淋上料酒搅匀，撇去浮沫，盖上锅盖，用小火煮1小时。**3**掀开锅盖，倒入西红柿块，搅匀，盖上锅盖，再煮5分钟。**4**掀开锅盖，加入盐、鸡粉、白胡椒粉调味，盛入碗中，撒上葱花即可。

/营/养/功/效/

西红柿中维生素A、维生素C的比例合适，所以常吃有利于降压、增强血管壁弹性。

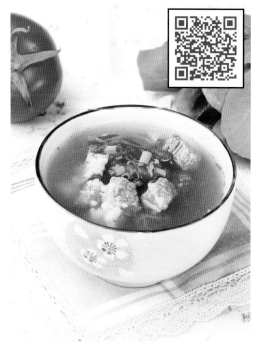

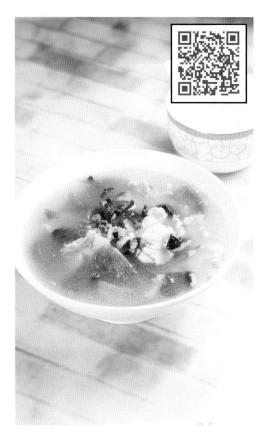

西红柿木耳鱼片汤

/ 原料 / 西红柿90克，水发木耳40克，草鱼肉200克，姜片、葱花各少许

/ 调料 / 盐4克，鸡粉4克，水淀粉6毫升，胡椒粉、五香粉、食用油各适量

/ 做法 /

1洗净的西红柿、泡发好的木耳切小块。**2**处理好的草鱼肉切成双飞片，加盐、鸡粉、胡椒粉、水淀粉、食用油拌匀，腌渍10分钟。**3**沸水锅中加盐、食用油、鸡粉，再倒入木耳、西红柿、姜片，烧开后用中火煮3分钟。**4**倒入鱼片，煮沸，放入五香粉，搅匀。**5**把煮好的汤料盛入碗中，撒上葱花即可。

/营/养/功/效/

西红柿富含维生素和多种矿物质，具有保护心脏、稳定血压的功效，适合高血压患者食用。

苦瓜

每日食用量 80克

营养成分 胰岛素、维生素C、粗纤维、胡萝卜素和钙等。

【降·压·功·效】

苦瓜富含维生素C，对保持血管弹性、维持正常生理功能以及防治高血压、脑血管疾病、冠心病等具有积极作用。苦瓜富含钾，可以保护心肌细胞，有助于降低血压。

【食·用·禁·忌】

脾胃虚寒者不宜生食苦瓜，食之容易引起吐泻腹痛。另外，由于苦瓜中含有奎宁，奎宁有刺激子宫收缩的作用，故孕妇不宜食用苦瓜。

【小·贴·士】

选苦瓜除了要选果瘤大、果形直立的，还要选洁白漂亮的，因为如果苦瓜出现黄化，表示已经过熟，果肉柔软不够脆，失去了苦瓜应有的口感。

胡萝卜苦瓜沙拉

/ 原料 / 生菜70克，胡萝卜80克，苦瓜70克

/ 调料 / 橄榄油10毫升，蜂蜜5克，盐少许，柠檬汁10毫升

/ 做法 /

1 洗净的苦瓜、胡萝卜、生菜切丝。2 锅中注水烧开，加入少许盐，倒入苦瓜、胡萝卜，煮至断生，将食材捞出，放入凉水中过凉，捞出，沥干水分。3 将食材装入碗中，放入生菜。4 放盐、柠檬汁、蜂蜜、橄榄油拌匀即可。

/营/养/功/效/

本品中的食材均有助于降低血压、改善微血管循环、降低血脂，适合高血压患者食用。

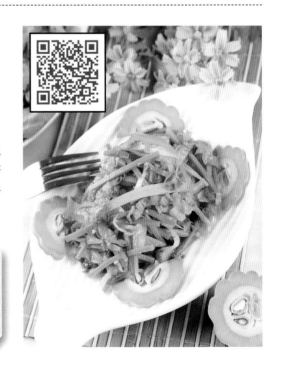

山药炖苦瓜

/ 原料 / 山药140克，苦瓜120克，姜片、葱段
各少许

/ 调料 / 盐2克，鸡粉2克

/ 做法 /

1洗净去皮的山药切片。2洗好的苦瓜切开，去瓤，切成块。3砂锅中注入适量清水烧开，倒入切好的苦瓜、山药，撒上姜片、葱段。4盖上锅盖，烧开后用小火煮约30分钟。5揭开锅盖，放盐、鸡粉，搅匀调味，装碗即可。

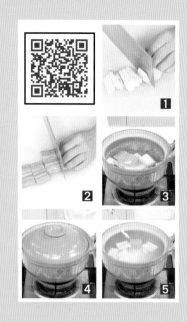

/营/养/功/效/

本品有保持血管弹性、降低血液中胆固醇浓度的作用，对于高血压、冠心病等具有食疗作用。

黄瓜

每日食用量 100克

● 营养成分

蛋白质、纤维素、矿物质、维生素、丙醇等。

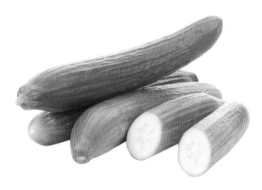

【降·压·功·效】

黄瓜中的维生素P有保护心血管、降低血压的作用。黄瓜的热量很低，对于高血压、高血脂以及合并肥胖症的糖尿病患者是一种理想的食疗良蔬。

【食·用·禁·忌】

脾胃虚弱、胃寒、腹痛腹泻、肺寒咳嗽者不宜常食黄瓜。

【小·贴·士】

黄瓜尾部含有较多的苦味素，苦味素有抗癌作用，所以烹制时不宜把黄瓜尾部全部丢掉。用黄瓜捣汁涂擦皮肤，有润肤、舒展皱纹的功效。

黄瓜酿肉

/ 原料 / 猪肉末150克，黄瓜200克，葱花少许
/ 调料 / 鸡粉2克，盐少许，生抽3毫升，生粉3克，水淀粉、食用油各适量

/ 做法 /
❶洗净的黄瓜去皮，切段，做成黄瓜盅。❷肉末中加鸡粉、盐、生抽、水淀粉拌匀，腌渍片刻。❸锅中注水烧开，加食用油，放入黄瓜段煮至断生捞出。❹黄瓜盅内抹上生粉，放入猪肉末，入蒸锅蒸5分钟取出，撒上葱花即可。

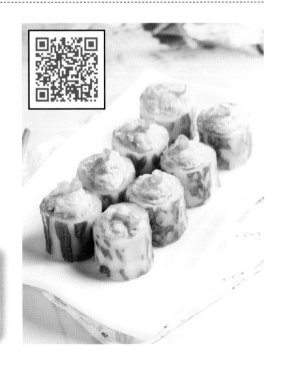

/营/养/功/效/

猪肉有改善缺铁性贫血的功效；黄瓜有保护心血管、降低血压的作用。

黄瓜汁

/ 原料 / 黄瓜140克
/ 调料 / 蜂蜜25克
/ 做法 /

1洗净的黄瓜去皮，切小块，备用。**2**取备好的榨汁机，倒入黄瓜块，加入少许蜂蜜。**3**注入适量纯净水，盖好盖子。**4**选择"榨汁"功能，榨出黄瓜汁。**5**断电后滤出黄瓜汁，装入杯中即可。

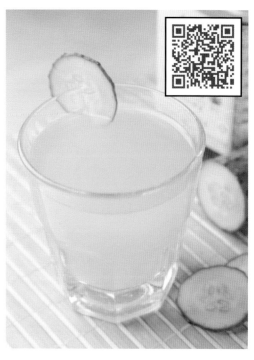

/营/养/功/效/

黄 瓜含脂肪和热量极低，含水量非常高，对高血压、高血脂以及肥胖症等患者有很好的食疗效果。

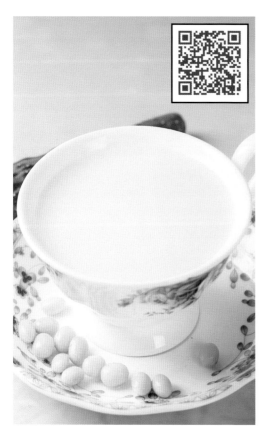

黄瓜豆浆

/ 原料 / 黄瓜55克，水发黄豆50克
/ 做法 /

1洗净去皮的黄瓜切滚刀块，备用。**2**把切好的黄瓜倒入豆浆机中，放入洗净的黄豆，注入适量清水，至水位线即可。**3**盖上豆浆机机头，选择"五谷"程序，再选择"开始"键，开始打浆，待豆浆机运转约15分钟，即成豆浆。**4**将豆浆机断电，取下机头，把煮好的豆浆倒入滤网，滤取豆浆，倒入杯中，用汤匙撇去浮沫即可。

/营/养/功/效/

黄 瓜可保护心血管、降低血脂和血压，本品在降压的同时还能补充营养，改善体质。

冬瓜

每日食用量 50克

● 营养成分

矿物质、维生素、瓜氨酸、不饱和脂肪酸、油酸等。

‖降·压·功·效‖

冬瓜富含多种维生素、粗纤维和钙、磷、铁等元素，且钾含量高，钠含量低，对于需要低钠食物的高血压、肾病、水肿等患者，尤为适合。

‖食·用·禁·忌‖

脾胃虚弱、肾脏虚寒、久病滑泄、阳虚肢冷者不宜常食冬瓜。

‖小·贴·士‖

挑选时用手指掐一下，皮较硬、肉质密、种子成熟变成黄褐色的冬瓜口感较好。买回来的冬瓜如果吃不完，用一块比较大的保鲜膜贴在冬瓜的切面上，用手抹紧贴满，可保存3～5天。

橙汁冬瓜条

/ 原料 / 冬瓜270克

/ 调料 / 白糖适量，橙汁450毫升

/ 做法 /

1 洗净的冬瓜切段，再切成大小均匀的条，备用。2 锅中注入适量清水烧开，倒入冬瓜条，拌匀，用小火煮2分钟，捞出冬瓜，放凉待用。3 取橙汁，加入适量白糖，拌匀，至白糖溶化，倒入冬瓜条，拌匀，浸泡2小时。4 取一个干净的盘子，放入冬瓜条，浇上橙汁即可。

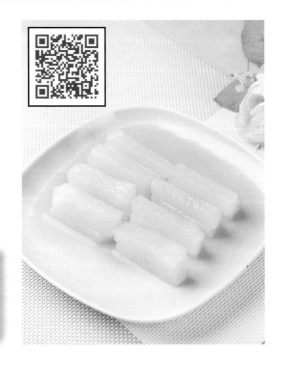

/营/养/功/效/

冬瓜具有利水消肿的功效，本品能减少体内脂肪，有利于减肥，适合肥胖的高血压患者食用。

蒸冬瓜酿油豆腐

/ 原料 / 冬瓜350克，油豆腐150克，胡萝卜60克，韭菜花40克

/ 调料 / 芝麻油5毫升，水淀粉3毫升，盐、鸡粉、食用油各适量

/ 做法 /

1 原料处理干净；油豆腐切开，压实；用挖球器挖取冬瓜球；胡萝卜切粒；韭菜花切小段。

2 冬瓜放油豆腐上，入蒸锅蒸15分钟取出。

3 胡萝卜、韭菜花入油锅炒匀，加水、盐、鸡粉。

4 加水淀粉、芝麻油炒匀，浇在冬瓜上即可。

/营/养/功/效/

冬 瓜和胡萝卜都属于高钾低钠食物，可排钠降压、利尿消肿，并且还有清热泻火、除烦的作用。

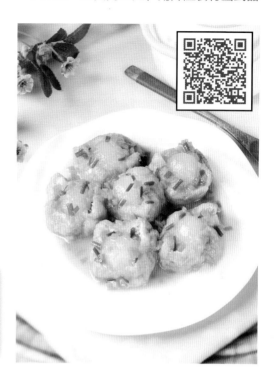

莲子心冬瓜汤

/ 原料 / 冬瓜300克，莲子心6克

/ 调料 / 盐2克，食用油少许

/ 做法 /

1 洗净的冬瓜去皮，切成小块，备用。2 砂锅中注入适量清水烧开，倒入冬瓜，放入莲子心，盖上锅盖，烧开后用小火煮20分钟，至食材熟透。3 揭盖，放入适量盐，拌匀调味。4 加入少许食用油，拌匀，将煮好的汤料盛出，装入碗中即可。

/营/养/功/效/

冬 瓜含粗纤维、维生素C等，可加速新陈代谢，从而起到降血压的作用，本品适合高血压患者食用。

丝瓜

每日食用量 100克

●营养成分

蛋白质、维生素C、B族维生素、膳食纤维等。

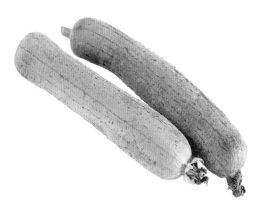

[降·压·功·效]

丝瓜含皂苷类物质，能把肠内的胆固醇结合成不易吸收的混合物，排出体外，从而降低胆固醇和血压；丝瓜还能扩张血管、营养心脏，有益于心血管疾病的防治。

[食·用·禁·忌]

体虚内寒、腹泻者均不宜过多食用。

[小·贴·士]

丝瓜炒或烧汤很容易变黑，只要在炒之前撒些盐捏两下，再用水冲一下就好了，这样炒出来的丝瓜颜色嫩绿，吃上去也不会很糊烂，烧汤也一样。

松仁丝瓜

/ 原料 / 松仁20克，丝瓜块90克，胡萝卜片30克，姜末、蒜末各少许

/ 调料 / 盐3克，鸡粉2克，水淀粉10毫升，食用油5毫升

/ 做法 /

1 沸水中加入食用油，倒入洗净的胡萝卜片、丝瓜块焯水后捞出。2 松仁入油锅滑油片刻捞出。3 锅底留油，放入姜末、蒜末，爆香，倒入胡萝卜片、丝瓜块炒匀。4 加盐、鸡粉，倒入水淀粉炒匀，装盘，撒上松仁即可。

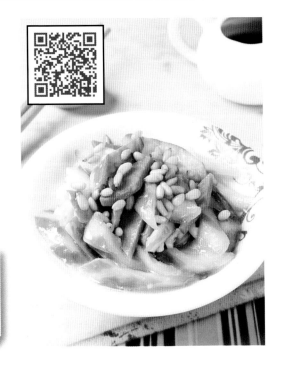

/营/养/功/效/

丝瓜含有皂苷类物质，能有效降低胆固醇、扩张血管、营养心脏，本品对高血压患者有益。

丝瓜肉末炒刀削面

/ 原料 / 刀削面200克，丝瓜150克，肉末150克

/ 调料 / 盐、鸡粉各2克，料酒3毫升，生抽5
毫升，食用油适量

/ 做法 /

1洗好去皮的丝瓜切滚刀块。**2**锅中注水烧
开，放入刀削面搅散，淋入食用油，煮3分
钟，捞出刀削面，过凉开水。**3**用油起锅，倒
入肉末，炒至变色，加入料酒、生抽，倒入切
好的丝瓜，炒约3分钟。**4**放入刀削面炒匀，
加盐、鸡粉，炒至食材入味，装入盘中即可。

/营/养/功/效/

丝 瓜含有丰富的膳食纤维，能解
毒通便，可预防高血压患者因
排便困难引起血压骤升。

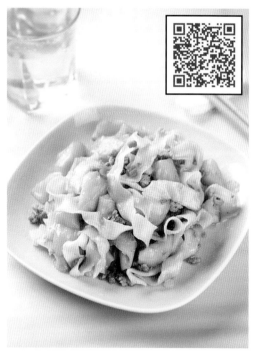

丝瓜竹叶粥

/ 原料 / 大米100克，薏米100克，竹叶少许，
丝瓜30克

/ 做法 /

1洗净去皮的丝瓜切滚刀块，待用。**2**砂锅中
注入适量清水烧热，倒入备好的竹叶，盖上
锅盖，煮开后转小火煮30分钟至其析出有效成
分，揭开锅盖，将竹叶捞干净。**3**倒入备好的
大米、薏米，搅拌均匀，再盖上锅盖，煮开后
转小火煮1小时至食材熟透。**4**揭开锅盖，倒
入丝瓜，略煮一会儿至其熟软，装碗即可。

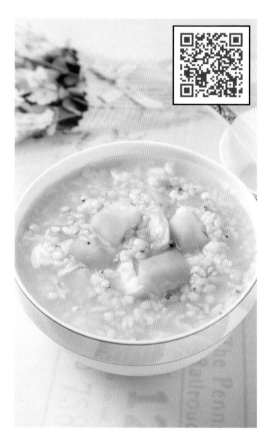

/营/养/功/效/

丝 瓜含丰富维生素和膳食纤维，
具有扩张血管、营养心脏、降
低血压的作用，本品对于高血压、动
脉硬化具有一定的食疗作用。

茄子

每日食用量 60～100克

● 营养成分

维生素A、维生素C、维生素P及矿物质等。

【降·压·功·效】

茄子中维生素P的含量很高，能使血管壁保持弹性，防止微血管破裂出血，使心血管保持正常的功能。茄子还含有黄酮类化合物，具有抗氧化功能，能预防动脉硬化，保护心脏。

【食·用·禁·忌】

虚寒腹泻、皮肤疮疡、体质虚冷之人不宜多食。

【小·贴·士】

茄子切成块或片后，由于氧化作用，很快就会变成褐色。如果将切成块的茄子立即放入水中浸泡，待做菜时捞起沥干，就可避免茄子变色。

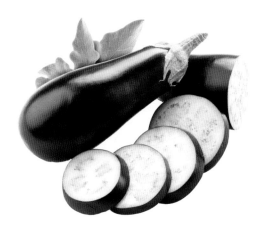

蒜泥蒸茄子

/ 原料 / 茄子300克，彩椒40克，蒜末45克，香菜、葱花各少许

/ 调料 / 生抽5毫升，陈醋5毫升，鸡粉2克，盐2克，芝麻油2毫升，食用油适量

/ 做法 /

❶洗好的彩椒切粒；洗净的茄子切网格花刀，摆盘。❷蒜末、葱花装碗，加生抽、陈醋、鸡粉、盐、芝麻油拌制成味汁，浇在茄子上，放上彩椒粒。❸茄子放入蒸锅中蒸10分钟。❹取出，撒上葱花，浇上热油，放上香菜即可。

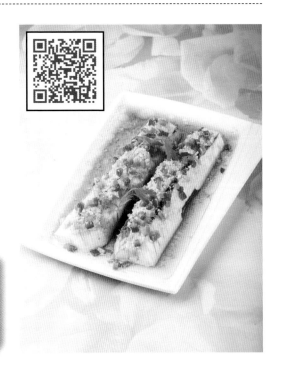

/营/养/功/效/

茄子具有保护心血管、降血压的功效；肉末可为机体提供必需的营养，对高血压患者有益。

清味茄子

/ 原料 / 茄子段160克，葱条少许

/ 调料 / 盐、鸡粉各2克，白糖少许，生抽5毫
　　　　升，陈醋10毫升，芝麻油适量

/ 做法 /

1洗净的葱条切细丝。**2**取一个小碗，加入
盐、鸡粉、白糖、生抽、陈醋、芝麻油，快速
拌匀，调成味汁。**3**蒸锅上火烧开，放入茄
子段，盖上锅盖，用中火蒸20分钟，至食材熟
透，取出待用。**4**放凉的茄子撕成条形，摆在
盘中，倒入调好的味汁，点缀上葱丝即成。

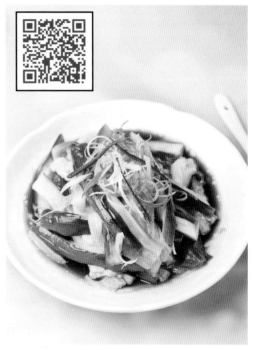

/营/养/功/效/

茄子含有维生素A、B族维生素、维生素C、胆碱等营养成分，具有降血压、保护心血管等作用。

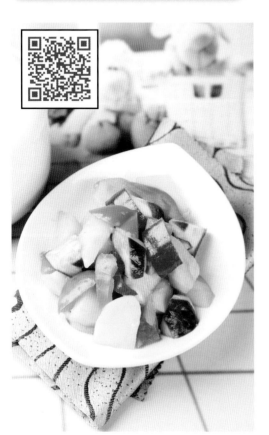

蒸地三鲜

/ 原料 / 茄子230克，去皮土豆250克，青椒90
　　　　克，红椒50克

/ 调料 / 鸡粉2克，盐3克，生抽10毫升，橄榄
　　　　油适量

/ 做法 /

1原料洗净；土豆、茄子切滚刀块；青椒切
块；红椒切小段。**2**土豆块放入已烧开的电
蒸锅中，蒸10分钟至微熟。**3**揭开锅盖，放入
茄子块、青椒、红椒，续蒸5分钟至食材熟透。
4将蒸好的土豆和茄子装入大碗，加入盐、生
抽、鸡粉、橄榄油拌匀，再倒入蒸好的青椒、
红椒，拌匀，装盘即可。

/营/养/功/效/

本品富含维生素C，能增加毛细血管的弹性，对高血压患者的身体健康有益。

蒜香肉末茄子

/ 原料 / 茄子300克，肉末70克，蒜末10克，姜末8克，葱花3克

/ 调料 / 盐、鸡粉各2克，水淀粉15毫升，生抽8毫升，食用油适量

/ 做法 /

1 茄子切成2厘米厚的段，一面划上井字花刀，放入油锅中，煎至两面微黄。**2** 锅底留油，倒入蒜末、姜末、爆香；倒入肉末，炒散；加盐、生抽、鸡粉，淋入少许清水，倒入水淀粉，炒匀后浇在茄子上。**3** 将茄子放入电蒸锅中蒸5分钟，取出，撒上葱花即可。

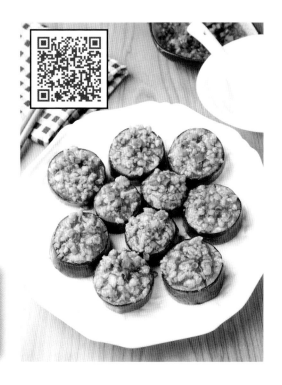

/营/养/功/效/

本 品含有丰富的膳食纤维和维生素，有利于增强血管壁的弹性，维持血压稳定。

豆角烧茄子

/ 原料 / 豆角130克，茄子75克，肉末35克，红椒25克，蒜末、姜末、葱花各少许

/ 调料 / 盐、鸡粉各2克，白糖少许，料酒4毫升，水淀粉、食用油各适量

/ 做法 /

1 原料洗净；豆角切段；茄子切条；红椒切碎。**2** 茄条、豆角分别入油锅略炸，捞出。**3** 肉末入油锅炒至变色，加姜末、蒜末、红椒末炒匀，倒入炸过的食材炒匀。**4** 加盐、白糖、鸡粉、料酒、水淀粉炒匀，盛出，撒上葱花即成。

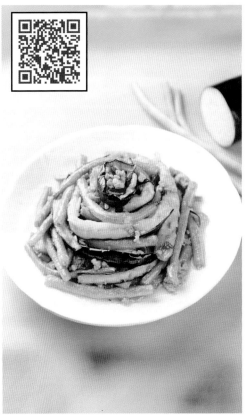

/营/养/功/效/

茄 子能增加毛细血管的弹性，降低毛细血管的脆性及渗透性，对高血压患者的身体健康有益。

粉蒸茄子

/ 原料 / 茄子350克，五花肉200克，蒸肉粉40克，蒜末、葱花各少许

/ 调料 / 盐2克，鸡粉2克，料酒4毫升，生抽6毫升，芝麻油4毫升，食用油适量

/ 做法 /

1 洗净的茄子切条；洗好的五花肉切薄片。

2 把肉片装入碗中，加料酒、盐、鸡粉、生抽、蒜末、蒸肉粉、芝麻油拌匀，腌渍10分钟，制成肉酱。3 取一蒸盘，摆上茄条，放入酱料。4 蒸锅上火烧开，放入蒸盘，大火蒸10分钟。5 取出蒸盘，撒上葱花，浇上热油即可。

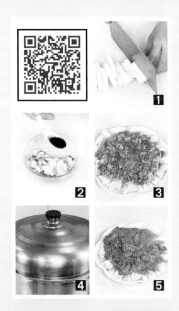

/营/养/功/效/

本品含胆碱、龙葵碱、维生素、胡萝卜素等营养成分，具有降低血压、延缓衰老等功效。

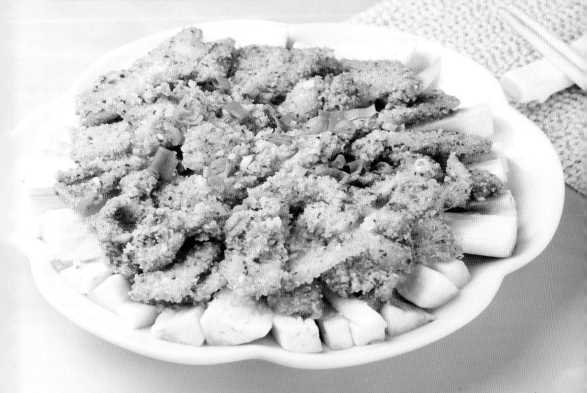

洋葱

每日食用量 50克

● 营养成分

粗纤维及胡萝卜素、维生素B₁、维生素B₂等。

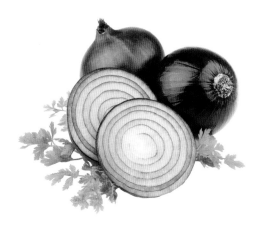

【降·压·功·效】

洋葱富含钾、钙等元素，能减少外周血管和心脏冠状动脉的阻力，对抗人体内儿茶酚胺等升压物质的作用，促进钠盐的排泄，从而使血压下降。此外，洋葱还能清除体内氧自由基，增强新陈代谢能力，抗衰老，预防骨质疏松，是适合中老年人的保健食物。

【食·用·禁·忌】

皮肤瘙痒性疾病、眼疾以及胃胀气患者慎食。

【小·贴·士】

在切洋葱前，将菜刀在凉水里浸泡一下再切，或在菜板旁放一盆凉水，边蘸水边切，均可有效地减轻辣味的散发。

洋葱炒豆腐皮

/ **原料** / 豆腐皮230克，彩椒50克，洋葱70克，瘦肉130克，葱段少许

/ **调料** / 盐4克，生抽13毫升，料酒10毫升，芝麻油2毫升，水淀粉9毫升，食用油适量

/ **做法** /

❶原料洗净均切丝；肉丝用盐、生抽、水淀粉、食用油拌匀，腌渍。❷豆腐皮加盐、食用油焯水捞出。❸油烧热，放瘦肉丝、料酒炒匀，倒入洋葱、彩椒炒软。❹加盐、生抽调味，倒入豆腐皮、葱段、水淀粉、芝麻油炒匀即可。

/ 营 / 养 / 功 / 效 /

豆腐皮含有大豆异黄酮、亚油酸等成分，能防止血管硬化，预防心血管疾病，常食还能降血压。

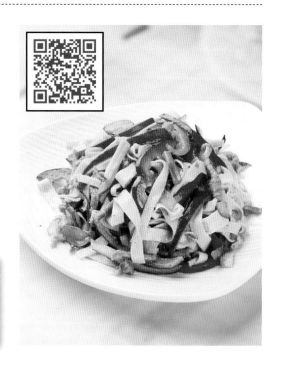

洋葱芦笋烩彩椒

/ 原料 / 芦笋100克，口蘑80克，彩椒80克，
洋葱50克，姜片、蒜末、葱段各少许

/ 调料 / 盐3克，鸡粉2克，蚝油7克，水淀
粉、芝麻油、食用油各适量

/ 做法 /

1 洗净的口蘑切片；洗好的洋葱切小块。**2** 彩椒切小块；芦笋切成段。**3** 锅中注水烧开，加盐、食用油，倒入口蘑片、芦笋。**4** 放入彩椒块搅匀，煮半分钟，捞出食材。**5** 姜片、蒜末、葱段入油锅爆香，倒入洋葱，放入焯过水的食材炒匀。**6** 加蚝油、盐、鸡粉、水淀粉炒匀。**7** 淋入芝麻油炒匀，装盘即成。

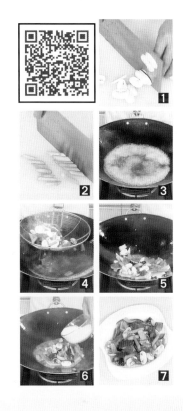

/营/养/功/效/

口蘑有强身补虚、提高免疫力等功效。高血压患者经常食用口蘑，有助于稳定血压。

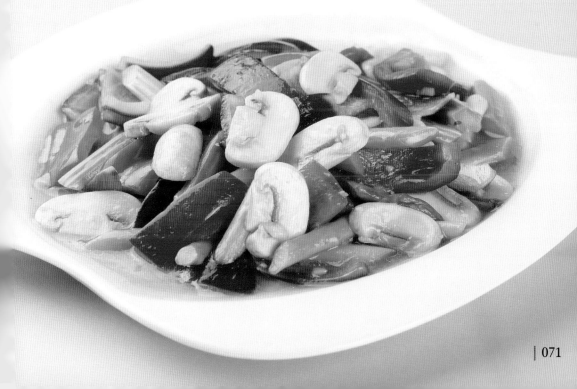

胡萝卜

每日食用量 50～100克

● 营养成分
碳水化合物、胡萝卜素、B族维生素、维生素C等。

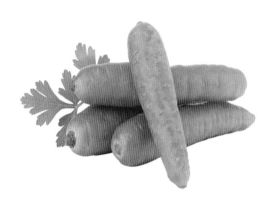

【降·压·功·效】
胡萝卜中的胡萝卜素含有琥珀酸钾盐等成分，能降低血压；胡萝卜中富含的槲皮素、山柰酚能有效改善微血管循环，降低血脂，增加冠状动脉流量，有降压、强心、降血糖等作用。

【食·用·禁·忌】
脾胃虚寒者不宜食用。

【小·贴·士】
胡萝卜是一种质脆味美、营养丰富的家常蔬菜。中医认为它可以补中气、健胃消食、壮元阳、安五脏，对于消化不良、久痢、咳嗽、夜盲症等有较好疗效，故被誉为"东方小人参"。胡萝卜以根粗大、心细小、质地脆嫩、外形完整、表面光泽、感觉沉重的为佳。

胡萝卜玉米沙拉

/ 原料 / 胡萝卜200克，鲜玉米粒100克，洋葱130克，虾仁80克，熟红腰豆70克

/ 调料 / 橄榄油适量，盐2克，鸡粉2克，蒸鱼豉油4毫升

/ 做法 /

1胡萝卜切丁；洋葱切小块；虾仁去虾线。**2**水烧开，放盐、橄榄油，倒入胡萝卜、玉米粒、洋葱、虾仁焯水，捞出装碗，放盐、鸡粉、蒸鱼豉油、橄榄油拌匀。**3**装盘，放上熟红腰豆即可。

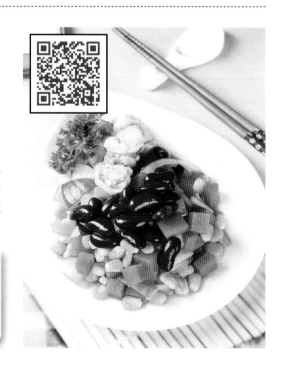

/营/养/功/效/
橄榄油含有的不饱和脂肪酸可保护血管；胡萝卜可降低血压。本品是高血压患者的调养佳品。

西瓜翠衣拌胡萝卜

/ 原料 / 西瓜皮200克，胡萝卜200克，熟白芝麻、蒜末各少许

/ 调料 / 盐2克，白糖4克，陈醋8毫升，食用油适量

/ 做法 /

1洗净的胡萝卜、西瓜皮切丝。2锅中注水烧开，倒入食用油，放入胡萝卜略煮片刻，加西瓜皮煮半分钟。3捞出食材，沥干水分。4胡萝卜和西瓜皮装碗，加蒜末、盐、白糖、陈醋。5用筷子拌匀，盛出，撒上白芝麻即可。

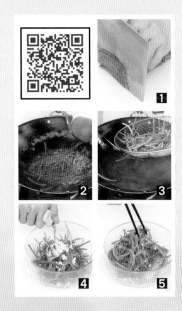

/营/养/功/效/

胡萝卜含有琥珀酸钾，能降血压、清热解毒，对高血压患者的身体健康有利。

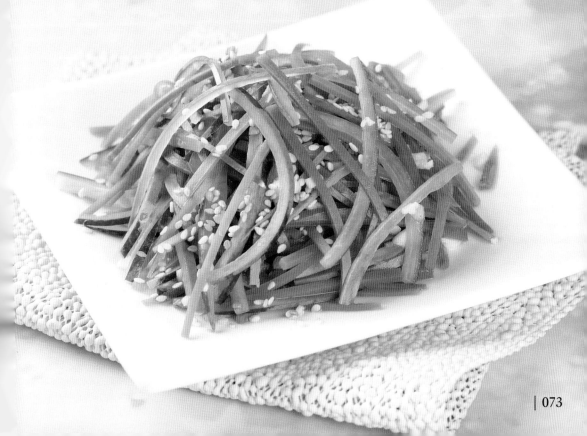

白萝卜

每日食用量 60克

● 营养成分

维生素C以及铁、钙、磷、膳食纤维、芥籽油等。

〖降·压·功·效〗

白萝卜含有丰富的钾元素，能有效预防高血压，常吃白萝卜可降低血脂、软化血管、稳定血压，还可预防冠心病、动脉硬化、胆石症等疾病。

〖食·用·禁·忌〗

阴盛偏寒体质者、脾胃虚寒者、胃及十二指肠溃疡者、慢性胃炎者、先兆流产及子宫脱垂者不宜多食。在服用参类滋补药时忌食白萝卜，以免影响疗效。

〖小·贴·士〗

选购时以个体大小均匀、表面光滑的白萝卜为优。保存白萝卜最好能带泥存放，如果室内温度不太高，可放在阴凉通风处，也可洗净放入冰箱保鲜。

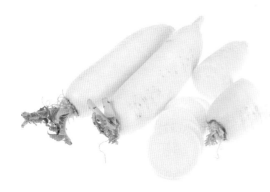

白萝卜彩椒沙拉

/ 原料 / 黄瓜40克，彩椒60克，白萝卜80克
/ 调料 / 盐2克，蛋黄酱适量
/ 做法 /

1 洗净的白萝卜、黄瓜、彩椒切丝。2 白萝卜丝装碗，加盐腌渍10分钟。3 锅中注水烧开，倒入彩椒丝略煮一会儿，捞出放入凉水中，捞出沥干水分，装碗。4 萝卜丝压去多余水分，装入彩椒丝碗中，放入黄瓜丝，搅匀，加入少许盐，拌匀，装入盘中，挤上蛋黄酱即可。

/营/养/功/效/

白萝卜含香豆酸等成分，能够降低血糖、胆固醇，适合高血压并发糖尿病、高血脂等患者食用。

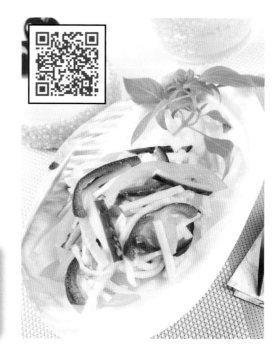

白萝卜玉米陈皮瘦肉汤

/ 原料 / 白萝卜块、玉米段各150克，瘦肉
100克，蜜枣15克，杏仁10克，陈皮5
克，高汤适量

/ 调料 / 盐2克

/ 做法 /

1锅中注水烧开，倒入洗净切好的瘦肉，搅拌均
匀，煮2分钟捞出，过一下冷水。2砂锅中注入
高汤烧开，倒入玉米段、白萝卜块、瘦肉。3放
入蜜枣、陈皮和杏仁，搅拌匀，用大火烧开后转
小火炖1～3小时。4加盐拌匀，装碗即可。

/营/养/功/效/

玉米具有宁心活血、清热理气等
功效；猪肉可滋阴补虚。本品
适合肝肾阴虚型高血压患者食用。

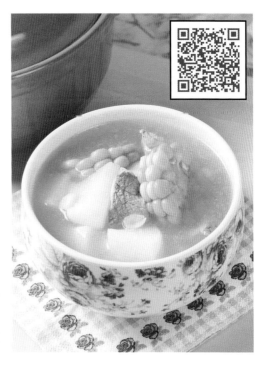

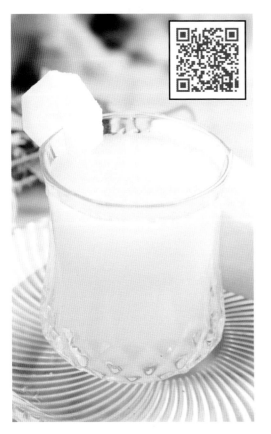

白萝卜汁

/ 原料 / 白萝卜400克

/ 做法 /

1洗净去皮的白萝卜切厚片，再切成条，改切
成小块，备用。2取榨汁机，选择搅拌刀座组
合。3倒入切好的白萝卜，注入适量纯净水。
4盖上盖，选择"榨汁"功能，榨取萝卜汁，
揭开盖，将白萝卜汁倒入杯中即可。

/营/养/功/效/

白萝卜富含维生素，营养价值很
高，对于高血压、糖尿病有较
好的食疗效果。

芦笋

每日食用量 200克

● 营养成分

氨基酸、蛋白质、维生素、矿物质等。

【降·压·功·效】

芦笋含有大量维生素P及甘露聚糖、胆碱、精氨酸等成分，对维护毛细血管的形态和弹性及生理功能有利，对治疗高血压等心血管系统疾病有较好作用。而且芦笋是高钾低钠的食品，对高血压有较好的防治作用。

【食·用·禁·忌】

痛风患者应少食。

【小·贴·士】

选购芦笋时，以全株形状正直、笋尖花苞（鳞片）紧密、不开芒、未长腋芽、没有水伤腐臭味、表皮鲜亮不萎缩、细嫩粗大者为佳。芦笋应该趁鲜食用，不宜久藏。

芦笋西红柿鲜奶汁

/ 原料 / 芦笋60克，西红柿130克，牛奶80毫升

/ 做法 /

1 洗净的芦笋切成段；洗好的西红柿切成小块，备用。2 取榨汁机，选择搅拌刀座组合，倒入芦笋、西红柿，注入适量矿泉水。3 盖上盖，选择"榨汁"功能，榨取蔬菜汁，揭盖，倒入牛奶。4 盖上盖，再次选择"榨汁"功能，搅拌均匀，揭开盖，把搅拌匀的蔬菜鲜奶汁倒入杯中即可。

/营/养/功/效/

芦笋搭配营养丰富的西红柿对心率过速、疲劳症及高血压引发的失眠和心慌有一定的食疗作用。

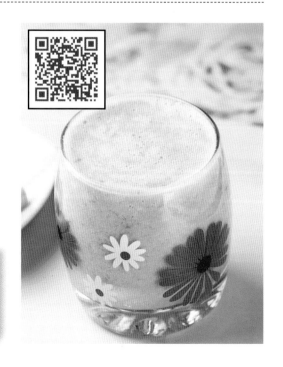

芦笋马蹄藕粉汤

/ 原料 / 芦笋80克，马蹄肉100克，藕粉35克

/ 做法 /

1 把藕粉装入碗中，加入少许清水，搅匀待用。**2** 洗净的芦笋切成段；洗好的马蹄肉切成小块，备用。**3** 锅中注入适量清水烧开，倒入切好的芦笋、马蹄，搅拌均匀，盖上锅盖，烧开后用中火煮。**4** 揭开锅盖，倒入调好的藕粉，转大火煮至汁水浓稠，关火后盛出煮好的藕粉汤即可。

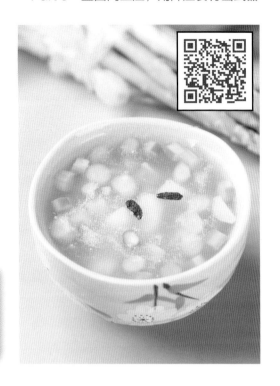

/营/养/功/效/

芦笋和马蹄均富含粗纤维、维生素C、钙、钾等营养成分，能促进钠的排泄，具有降血压的功效。

圣女果芦笋鸡柳

/ 原料 / 鸡胸肉220克，芦笋100克，圣女果40克，葱段少许

/ 调料 / 盐3克，鸡粉少许，料酒6毫升，水淀粉、食用油各适量

/ 做法 /

1 原料洗净；芦笋切长段；圣女果切开；鸡胸肉切条，装碗，加盐、水淀粉、料酒拌匀，腌渍。**2** 鸡肉条、芦笋入油锅略炸捞出。**3** 葱段爆香，倒入炸好的材料快炒，放入圣女果。**4** 加盐、鸡粉、料酒、水淀粉炒匀即成。

/营/养/功/效/

芦笋具有清热利尿、降血压等功效；鸡柳可为机体提供优质蛋白。本品适合高血压患者食用。

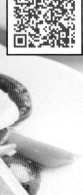

香菇

每日食用量 100克

● 营养成分

碳水化合物、钙、铁、维生素、香菇多糖等。

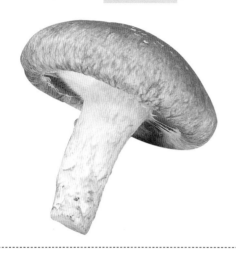

【降·压·功·效】

香菇中所含的嘌呤、胆碱、酪氨酸、氧化酶以及某些核酸物质，能起到降压、降胆固醇、降血脂的作用，还可以预防动脉硬化、肝硬化等症。

【食·用·禁·忌】

慢性虚寒性胃炎患者、痘疹已透发之人不宜食用。

【小·贴·士】

由于质量不同，香菇的价格差别极大，选择时要懂得区分，可从色、香、形方面来判断。菇身结实、菇面向内微卷曲并有花纹、颜色乌润、菇底白色、纹细、圆口、肉厚且香味浓郁的是上品香菇。

青菜香菇魔芋汤

/ 原料 / 魔芋手卷180克，上海青110克，香菇30克，去皮胡萝卜130克，浓汤宝20克，姜片、葱花各少许

/ 调料 / 盐、鸡粉、胡椒粉各3克，食用油适量

/ 做法 /

1 原料洗净；香菇切十字花刀；胡萝卜切成片。
2 魔芋手卷入清水浸泡片刻捞出。3 姜片入油锅爆香，倒入胡萝卜片、香菇，加浓汤宝、水煮沸。4 倒入魔芋手卷、上海青，加盐、鸡粉、胡椒粉拌匀，盛出，撒上少许葱花即可。

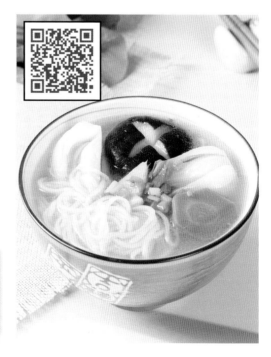

/营/养/功/效/

魔芋具有增强免疫力、降低胆固醇等功效，本品维生素和膳食纤维都很丰富，有助于稳定血压。

荷兰豆炒香菇

/ 原料 / 荷兰豆120克，鲜香菇60克，葱段少许

/ 调料 / 盐3克，鸡粉2克，料酒5毫升，蚝油6克，水淀粉4毫升，食用油适量

/ 做法 /

1 洗净的荷兰豆切去头尾；洗好的香菇切粗丝。2 锅中注水烧开，加盐、食用油、鸡粉，倒入香菇丝略煮片刻。3 倒入荷兰豆煮1分钟，捞出食材。4 用油起锅，倒入葱段爆香，放入荷兰豆、香菇。5 淋入料酒炒匀，倒入蚝油炒匀。6 放鸡粉、盐、水淀粉炒匀，盛出即可。

/ 营 / 养 / 功 / 效 /

香菇含有不饱和脂肪酸、香菇多糖、维生素、矿物质等营养成分，能提高机体免疫力、降血压。

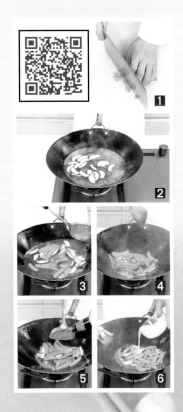

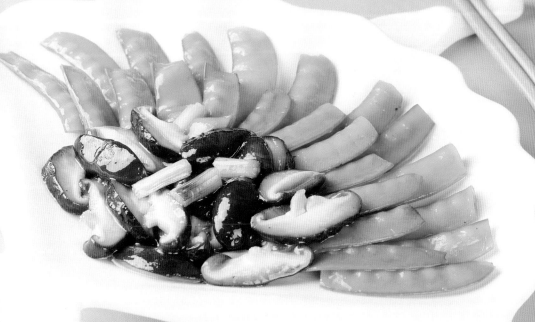

金针菇

每日食用量 100克

● 营养成分
蛋白质、碳水化合物、粗纤维等。

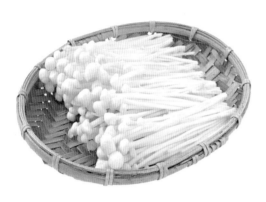

【降·压·功·效】

金针菇是一种高蛋白、低碳水化合物、高钾低钠且富含纤维素和不饱和脂肪酸的食品。经常食用金针菇可降低胆固醇，抑制血脂升高，有利于防治心脑血管疾病。还有助于食物中各种营养素的平衡吸收和利用，非常适合高血压患者、肥胖者食用。

【食·用·禁·忌】

脾胃虚寒者慎食。

【小·贴·士】

新鲜的金针菇中含有具一定毒性的秋水仙碱。秋水仙碱易溶于水，在一定的高温下可以被破坏，所以，金针菇烹饪前最好焯水。

金针菇拌紫甘蓝

/ 原料 / 紫甘蓝160克，金针菇80克，彩椒10克，蒜末少许

/ 调料 / 盐2克，鸡粉1克，白糖3克，陈醋7毫升，芝麻油12毫升

/ 做法 /

1 洗好的金针菇切去根部；洗净的彩椒、紫甘蓝切细丝。2 锅中注水烧开，倒入金针菇、彩椒丝略煮捞出。3 取一个大碗，倒入紫甘蓝，放入焯过水的食材，撒上蒜末拌匀。4 加入盐、鸡粉、白糖、陈醋、芝麻油拌匀即可。

/营/养/功/效/

常食紫甘蓝可促进新陈代谢，改善微循环。本品有助于高血压的预防和治疗。

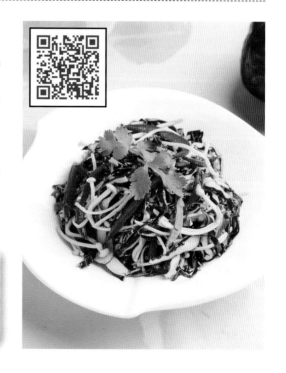

金针菇蔬菜汤

/ 原料 / 金针菇30克，香菇10克，上海青20
　　　　克，胡萝卜50克，清鸡汤300毫升
/ 调料 / 盐2克，鸡粉3克，胡椒粉适量
/ 做法 /

1洗净的上海青切成小瓣；洗好去皮的胡萝卜
切片；洗净的金针菇切去根部。**2**砂锅中注清
水，倒入鸡汤，大火煮沸。**3**倒入金针菇、香
菇、胡萝卜，拌匀。**4**续煮10分钟，倒入上海
青。**5**加入盐、鸡粉、胡椒粉，搅拌均匀，装
碗即可。

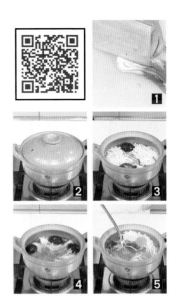

/营/养/功/效/

金针菇可益气补血、增强免疫
力；香菇可增强机体的抗病能
力。食用本品有助于高血压的治疗。

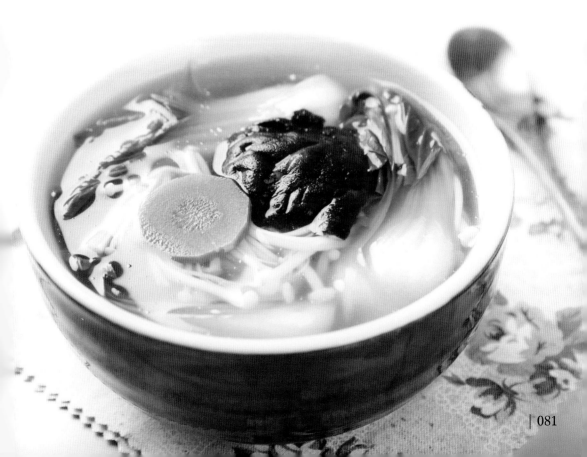

黑木耳

每日食用量 45克

● 营养成分

蛋白质、钙、磷、铁及胡萝卜素、维生素B₁等。

〖降·压·功·效〗

黑木耳含有丰富的钾，是优质的高钾食物，可有效辅助降低血压，防止血液凝固，有助于减少动脉硬化、冠心病等疾病的发生，是心脑血管疾病患者的优选食物。

〖食·用·禁·忌〗

脾虚、消化不良或大便稀烂者慎食。

〖小·贴·士〗

黑木耳是一种营养丰富的食用菌，又是我国传统的保健食品和出口商品。黑木耳具有一定吸附能力，对人体有清涤胃肠和消化纤维素的作用，因此，它又是纺织工人、矿山工人和理发员所不可缺少的一种保健食品。

黑木耳拌海蜇丝

/ 原料 / 水发黑木耳40克，水发海蜇120克，胡萝卜80克，西芹80克，香菜20克，蒜末少许

/ 调料 / 盐1克，鸡粉2克，白糖4克，陈醋6毫升，芝麻油2毫升，食用油适量

/ 做法 /

❶原料洗净；胡萝卜、西芹、海蜇切丝；黑木耳切小块；香菜切末。❷海蜇、胡萝卜、黑木耳、西芹加食用油焯水捞出装碗，放蒜末、香菜。❸加白糖、盐、鸡粉、陈醋、芝麻油拌匀。

/营/养/功/效/

黑木耳能减少血液凝块，预防血栓症的发生，缓解动脉粥样硬化和冠心病，适合高血压患者食用。

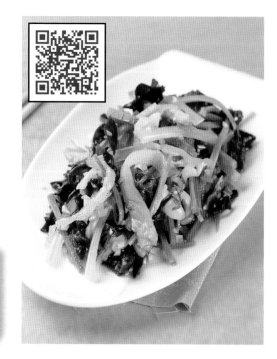

山药木耳炒核桃仁

/ 原料 / 山药90克，水发木耳40克，西芹50克，
　　　　彩椒60克，核桃仁、白芝麻各适量

/ 调料 / 盐3克，白糖10克，生抽3毫升，水淀
　　　　粉4毫升，食用油适量

/ 做法 /

❶山药切片；木耳、彩椒、西芹切块；切好的
食材加盐、食用油焯水后捞出。❷核桃仁入油
锅炸香捞出，与白芝麻拌匀。❸白糖、核桃仁
入锅炒匀，盛出装碗，撒上白芝麻拌匀。❹油
烧热，倒入焯过水的食材炒匀，加盐、生抽、
白糖、水淀粉炒匀，装盘，放上核桃仁即可。

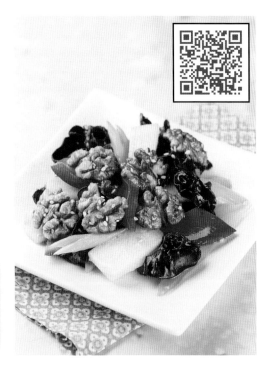

/营/养/功/效/

本品食材均为稳定血压的食疗佳
品，有助于高血压的预防和治疗。

鸡蛋木耳粥

/ 原料 / 蛋液40克，大米200克，水发木耳10
　　　　克，菠菜15克

/ 调料 / 盐2克，鸡粉2克

/ 做法 /

❶锅中注水烧开，倒入菠菜煮至变软捞出，切
小段；蛋液倒入碗中，搅拌均匀，调制成润
滑的蛋液。❷砂锅中注水烧开，倒入洗净的
大米，搅匀，盖上锅盖，烧开后转小火煮40分
钟。❸揭开锅盖，倒入洗好的木耳，续煮一会
儿，加入少许盐、鸡粉，搅匀调味。❹放入菠
菜，倒入蛋液，搅拌均匀，装入碗中即可。

/营/养/功/效/

黑木耳能抑制血小板凝结，减少
血液凝块，预防血栓的形成，
本品对高血压有食疗作用。

黄豆芽

每日食用量 200克

● 营养成分

蛋白质、脂肪、粗纤维、钙、磷等。

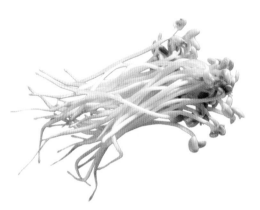

【降·压·功·效】

黄豆芽中所含的维生素E能保护皮肤和毛细血管，防止动脉硬化，防治老年高血压，黄豆芽还有一定的利水消肿作用，常食可降压利尿，对老年高血压有较好的食疗作用。

【食·用·禁·忌】

慢性腹泻、脾胃虚寒者少量食用。

【小·贴·士】

黄豆芽所含的维生素C较易流失，烹调过程要迅速，或用油急速快炒，或用沸水略氽捞出调味食用。黄豆芽的风味主要在于它脆嫩的口感，若煮炒得太过熟烂，营养和风味尽失。

小白菜炒黄豆芽

/ 原料 / 小白菜120克，黄豆芽70克，红椒25克，蒜末、葱段各少许

/ 调料 / 盐2克，鸡粉2克，水淀粉、食用油各适量

/ 做法 /

1 洗净的小白菜切段；洗好的红椒切丝。**2** 用油起锅，放入蒜末爆香，倒入黄豆芽炒匀，放入小白菜、红椒炒匀。**3** 加盐、鸡粉调味，放葱段，倒入水淀粉。**4** 炒香，装入盘中即可。

/营/养/功/效/

小白菜是低糖、高维生素、高矿物质的蔬菜，高血压并发糖尿病患者食用，可辅助病情的治疗。

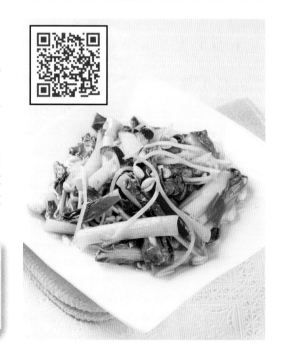

胡萝卜丝炒豆芽

/ 原料 / 胡萝卜80克，黄豆芽70克，蒜末少许

/ 调料 / 盐2克，鸡粉2克，水淀粉、食用油各
适量

/ 做法 /

1 洗净去皮的胡萝卜切丝。**2** 锅中注水烧开，加入食用油，倒入胡萝卜煮半分钟，倒入黄豆芽续煮半分钟，捞出食材。**3** 蒜末入油锅爆香，倒入胡萝卜和黄豆芽拌炒片刻。**4** 加鸡粉、盐炒匀。**5** 倒入水淀粉炒匀，盛入盘中即成。

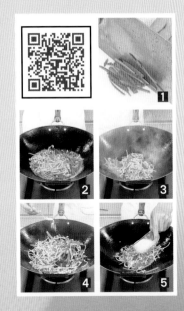

/营/养/功/效/

胡 萝卜中纤维素含量高，有降低血压、降低血糖的功效，本品适合高血压并发糖尿病患者食用。

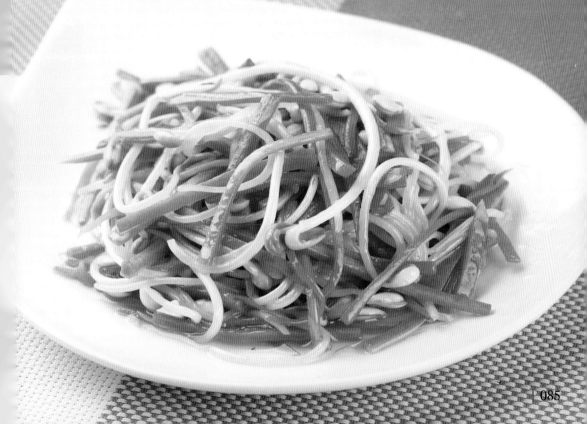

肉禽蛋奶类

猪瘦肉

每日食用量 80~100克

●营养成分
碳水化合物、磷、钙、铁、维生素B₁等。

【降·压·功·效】
猪瘦肉可为高血压患者提供必要的蛋白质，为机体正常代谢提供营养，有助于身体机能恢复正常，从而稳定血压。

【食·用·禁·忌】
体胖、舌苔厚腻及风邪偏盛者应少食。

【小·贴·士】
吃猪瘦肉时，最好与豆类食物搭配，因为豆制品中含有大量卵磷脂，可以乳化血浆，使胆固醇与脂肪颗粒变小，能防止硬化斑块形成。

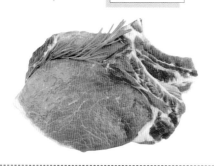

蒜薹木耳炒肉丝

/ 原料 / 蒜薹300克，猪瘦肉200克，彩椒50克，水发木耳40克
/ 调料 / 盐3克，鸡粉2克，生抽6毫升，水淀粉、食用油各适量
/ 做法 /
1 原料洗净，切丝；猪瘦肉用盐、鸡粉、水淀粉、食用油拌匀，腌渍。2 沸水锅中放入食用油、盐，倒入蒜薹、木耳、彩椒焯水后捞出。3 肉丝入油锅炒松散，淋入生抽，倒入焯煮过的材料炒软。4 加鸡粉、盐、水淀粉炒匀即成。

/营/养/功/效/
蒜薹含有较多的纤维素，可促进钠的排泄。本品可为高血压患者补充体力。

蚕豆瘦肉汤

/ 原料 / 水发蚕豆220克，猪瘦肉120克，姜片、葱花各少许

/ 调料 / 盐、鸡粉各2克，料酒6毫升

/ 做法 /

1 将洗净的瘦肉切丁。**2** 锅中注水烧开，倒入瘦肉丁，淋料酒，用大火煮1分钟捞出。**3** 砂锅中注水烧开，倒入氽过水的瘦肉丁，撒上姜片，倒入洗净的蚕豆，淋入少许料酒，烧开后用小火煮约40分钟。**4** 加盐、鸡粉拌匀，用中火煮至入味，装入碗中，撒上葱花即成。

/营/养/功/效/

蚕 豆和猪瘦肉均可为高血压患者补充蛋白质，增强免疫力，有利于病症的治疗和患者身体的恢复。

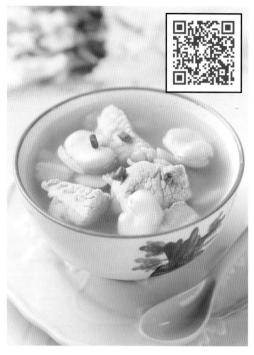

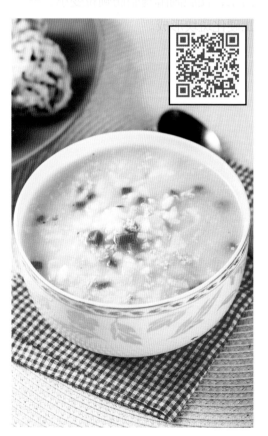

胡萝卜瘦肉粥

/ 原料 / 水发大米70克，瘦肉45克，胡萝卜25克，洋葱15克，西芹20克

/ 调料 / 盐1克，鸡粉1克，胡椒粉2克，芝麻油适量

/ 做法 /

1 洗净的洋葱、胡萝卜、西芹切粒；洗好的瘦肉切末。**2** 砂锅中注水烧开，倒入洗净的大米，烧开后转小火煮30分钟。**3** 倒入瘦肉末煮至变色，倒入西芹、胡萝卜、洋葱煮至断生。**4** 加鸡粉、盐、胡椒粉调味，淋入芝麻油，拌煮片刻，装入碗中即可。

/营/养/功/效/

胡 萝卜、洋葱、西芹均有较好的降压效果，本品是高血压患者养生保健的佳品。

牛肉

每日食用量 80克

● 营养成分

蛋白质、脂肪、维生素B₁、维生素B₂、钙等。

‖降·压·功·效‖

牛肉含有丰富的肉毒碱，主要用于支持脂肪的新陈代谢，产生支链氨基酸，这是对健美运动员增长肌肉起重要作用的一种氨基酸。牛肉高蛋白、低脂肪的特点，有利于防止肥胖，预防动脉硬化、高血压和冠心病。

‖食·用·禁·忌‖

内热者、肝病及肾病患者需慎食；牛肉为"发物"，患湿疹、疥疮等皮肤病患者不宜食用。

‖小·贴·士‖

炒牛肉忌加碱，当加入碱时，氨基酸就会与碱发生反应，使蛋白质因沉淀变性而失去营养价值。

滑蛋牛肉

/ 原料 / 牛肉200克，鸡蛋2个，葱花少许
/ 调料 / 盐2克，鸡粉2克，料酒、生抽、水淀粉、食用油各适量

/ 做法 /

1 洗净的牛肉切成片，装碗，加入生抽、盐、鸡粉、水淀粉，抓匀，注入食用油，腌渍10分钟至入味。**2** 鸡蛋打入碗中，打散调匀，加入少许盐、鸡粉、水淀粉，调匀。**3** 用油起锅，倒入牛肉，炒至转色，淋入料酒炒香，倒入蛋液炒熟。**4** 撒入葱花炒出香味，盛出即可。

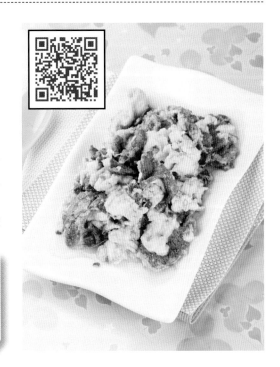

/营/养/功/效

本品营养丰富，可改善体虚、益智补脑，对高血压等老年性疾病有很好的食疗作用。

荷叶菜心蒸牛肉

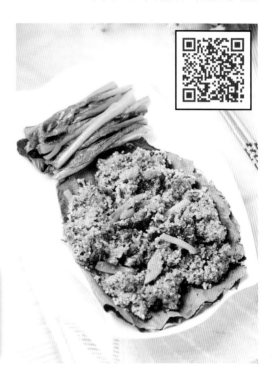

/ 原料 / 荷叶1张，菜心90克，牛肉200克，蒸肉米粉90克，葱段、姜片各少许

/ 调料 / 豆瓣酱35克，料酒5毫升，甜面酱20克，盐2克，食用油适量

/ 做法 /

1 菜心切小段；洗净的牛肉切片。**2** 牛肉装碗，放入甜面酱、豆瓣酱、料酒、姜片、葱段、蒸肉米粉拌匀。**3** 荷叶放盘中，放上牛肉，入蒸锅蒸1个小时取出。**4** 锅中注水烧开，放盐、食用油，倒入菜心略煮，捞出摆在牛肉边即可。

/营/养/功/效/

牛 肉具有益气补血、强筋健骨等功效，本品可为高血压患者提供必要的营养，辅助治疗高血压。

包菜牛肉面

/营/养/功/效/

本 品有降低血压、防止血栓形成、减少脑血管栓塞的作用，能够有效预防冠心病及动脉硬化。

/ 原料 / 面条180克，包菜50克，牛肉汤650毫升

/ 调料 / 盐2克，生抽3毫升

/ 做法 /

1 将洗净的包菜切小块。**2** 锅中注水烧开，放入面条，煮4分钟捞出。**3** 锅置火上，倒入牛肉汤，煮沸，加生抽、盐，拌匀调味，放入包菜煮至断生，制成汤料。**4** 取一个汤碗，放入面条，再盛入锅中的汤料，至八分满即成。

鸡肉

每日食用量 100克

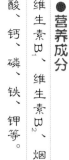

● 营养成分

维生素B₁、维生素B₂、烟酸、钙、磷、铁、钾等。

【降·压·功·效】

鸡肉营养丰富，是高蛋白、低脂肪的健康食品，其中氨基酸的组成与人体需要的十分接近，同时它所含的脂肪酸多为不饱和脂肪酸，极易被人体消化吸收，高血压患者适当食用鸡肉可促进新陈代谢、改善体质，对控制血压有一定的帮助。

【食·用·禁·忌】

内火偏旺、痰湿偏重、发热、胆囊炎、胆石症、肥胖症等患者应少量食用。

【小·贴·士】

鸡屁股是淋巴腺体集中的地方，含有多种病毒、致癌物质，所以不可食用。

紫苏鸡肉荞麦面

/ 原料 / 柴鱼片5克，荞麦面260克，鸡胸肉25克，紫苏叶少许

/ 调料 / 味淋20毫升，淡酱油80毫升

/ 做法 /

❶紫苏叶、鸡胸肉切丝。❷水烧热，倒入柴鱼片，加入味淋、淡酱油煮沸，捞出柴鱼片，即成荞麦面汤。❸水烧开，放入荞麦面拌匀，煮4分钟捞出。❹另起锅，倒入荞麦面汤煮沸，放入鸡肉丝煮制成汤料，取一个汤碗，放入荞麦面，再盛入锅中的汤料，点缀上紫苏叶即成。

/营/养/功/效/

荞麦面含有膳食纤维，具有促进消化、软化血管等功效，本品营养全面，高血压患者食用有益。

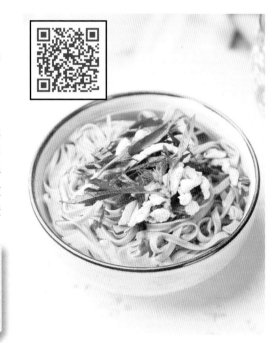

开心果鸡肉沙拉

/ 原料 / 鸡肉300克，开心果仁25克，苦菊300克，圣女果20克，柠檬50克，酸奶20克

/ 调料 / 胡椒粉1克，料酒5毫升，芥末少许，橄榄油5毫升

/ 做法 /

1 洗好的圣女果去蒂，对半切开；洗净的苦菊切段；洗好的鸡肉切大块。**2** 锅中注水烧开，倒入鸡肉块，加料酒拌匀，煮4分钟，捞出鸡肉块。**3** 柠檬汁挤在酸奶中。**4** 加胡椒粉、芥末、橄榄油拌制成沙拉酱。**5** 取碗，放入苦菊、开心果仁、鸡肉、圣女果，放入沙拉酱即可。

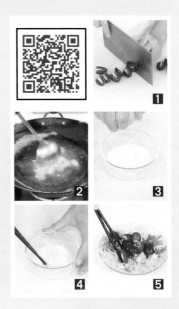

/营/养/功/效/

开心果有调中顺气、增强体质的作用；鸡肉可为机体补充必需营养素。本品适合高血压患者食用。

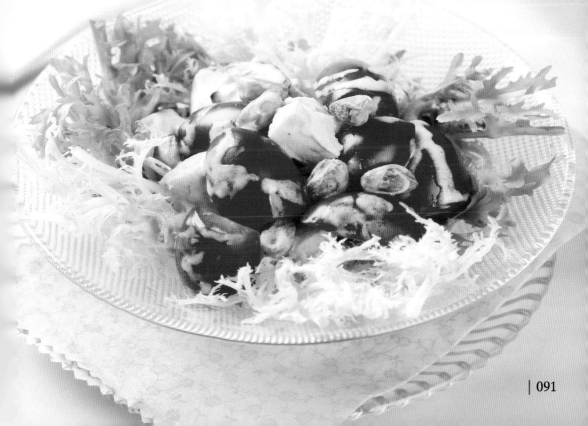

鸭肉

每日食用量　80克

蛋白质、维生素E以及铁、铜、锌等。

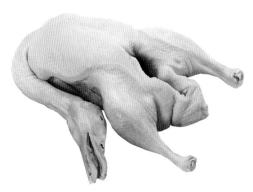

‖ 降·压·功·效 ‖

中医认为血虚阴亏、劳欲过度、肾精不足、阴虚阳亢是造成高血压的重要原因，而鸭肉具有滋五脏之阴、清虚劳之热、补血行水、养胃生津等功效，对于防治高血压、血管硬化有一定的帮助。

‖ 食·用·禁·忌 ‖

阳虚脾弱、便泻肠风患者慎食。

‖ 小·贴·士 ‖

鸭肉是餐桌上的上乘肴馔，也是人们进补的优良食品。中医认为，鸭子吃的食物多为水生物，故其肉味甘、性寒，入肺、胃、肾经，有滋补、养胃、补肾、除痨热骨蒸、消水肿、止热痢、止咳化痰等作用，水肿的人食之更为有益。

粉蒸鸭肉

/ 原料 / 鸭肉350克，蒸肉米粉50克，水发香菇110克，葱花、姜末各少许

/ 调料 / 盐1克，甜面酱30克，五香粉5克，料酒5毫升

/ 做法 /
❶取一个蒸碗，放入鸭肉，加盐、五香粉、料酒、甜面酱、香菇、葱花、姜末、蒸肉米粉拌匀。❷蒸锅上火烧开，放入鸭肉。❸蒸30分钟取出，扣在盘中即可。

/ 营 / 养 / 功 / 效 /

香菇有开胃消食、增强免疫力、帮助代谢等功效，高血压患者食用这道菜有助于强身健体。

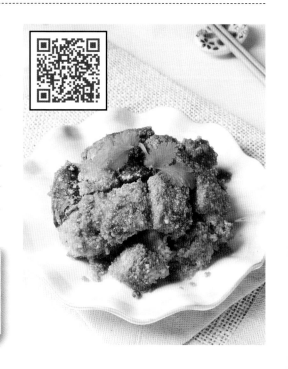

玉米炒鸭丁

/ **原料** / 鸭肉150克，玉米粒200克，胡萝卜40
克，彩椒、圆椒、蒜末、姜片各适量

/ **调料** / 盐3克，生抽4毫升，料酒10毫升，水
淀粉8毫升，鸡粉2克，白糖3克，胡
椒粉2克，食用油适量

/ **做法** /

1 原料洗净，除玉米粒外均切丁。**2** 鸭肉丁装
碗，加盐、生抽、料酒、水淀粉、食用油拌匀，
腌渍。**3** 水烧热，倒入胡萝卜丁、玉米粒，加
盐、白糖、食用油，倒入彩椒、圆椒粒略煮，捞
出食材。**4** 姜片入油锅爆香，倒入鸭肉丁、蒜末
炒香，倒入焯过水的食材炒软。**5** 加盐、鸡粉、
白糖、胡椒粉、水淀粉炒匀，装盘即可。

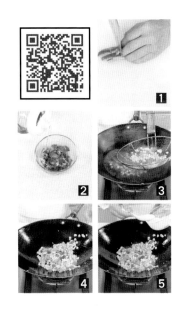

/营/养/功/效/

玉 米具有促进新陈代谢、降血压
等功效；鸭肉可为机体补充必
要的营养。本品对高血压患者有益。

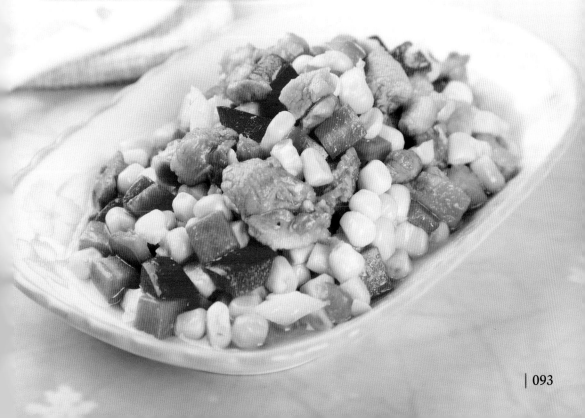

鸽肉

每日食用量 60克

● 营养成分
蛋白质、脂肪、维生素、矿物质等。

‖ 降·压·功·效 ‖

鸽肉属高蛋白、低脂肪、低热量食物，对降低血压、血脂有一定的疗效，同时，鸽肉还能促进血液循环，预防动脉粥样硬化、脑梗死、脑卒中、冠心病等病症的发生。

‖ 食·用·禁·忌 ‖

食积胃热、先兆流产、尿毒症、体虚乏力患者不宜食用。

‖ 小·贴·士 ‖

以无鸽痘、皮肤无红色充血痕迹、肌肉有弹性、经指压后凹陷部位立即恢复原位、表皮和肌肉切面有光泽、具有鸽肉固有色泽和气味、无异味者为佳。鸽肉较易变质，购买后要马上放进冰箱里冷藏。

五彩鸽丝

/ 原料 / 鸽子肉700克，青椒20克，红椒10克，芹菜60克，去皮胡萝卜45克，去皮莴笋30克，冬笋40克，姜片少许

/ 调料 / 盐2克，鸡粉1克，料酒10毫升，水淀粉少许，食用油适量

/ 做法 /

❶食材均洗净切条。❷鸽子肉加盐、料酒、水淀粉拌匀，腌渍。❸冬笋、胡萝卜焯水捞出。❹鸽子肉入油锅炒匀，加姜片、料酒，倒入其余食材炒透，加料酒、盐、鸡粉、水淀粉炒匀即可。

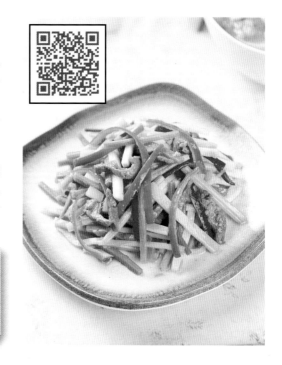

/ 营 / 养 / 功 / 效 /

鸽子肉具有壮体补肾、健脑补神、提高记忆力、降低血压、调节人体血糖等功效。

红枣乳鸽粥

/ 原料 / 乳鸽块270克，水发大米120克，红枣
25克，姜片、葱段各少许

/ 调料 / 盐1克，料酒4毫升，老抽、蚝油、食
用油各适量

/ 做法 /

1 红枣去核，果肉切小块。**2** 乳鸽块装碗，加
入盐、料酒、蚝油、姜片、葱段拌匀，腌渍15分
钟。**3** 用油起锅，倒入乳鸽肉炒匀，加料酒、老
抽炒匀，盛出，拣去姜片、葱段。**4** 砂锅注水烧
开，倒入大米、红枣拌匀，盖上锅盖，煮开后续
煮10分钟后，倒入乳鸽，拌匀。**5** 盖上锅盖，续
煮20分钟，揭盖，拌匀，盛出即可。

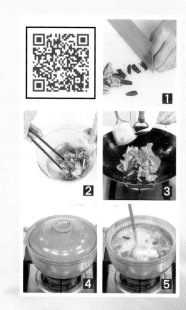

/营/养/功/效/

乳 鸽具有益气补血、增强皮肤弹
性、改善血液循环等功效，适
当食用，对高血压患者有益。

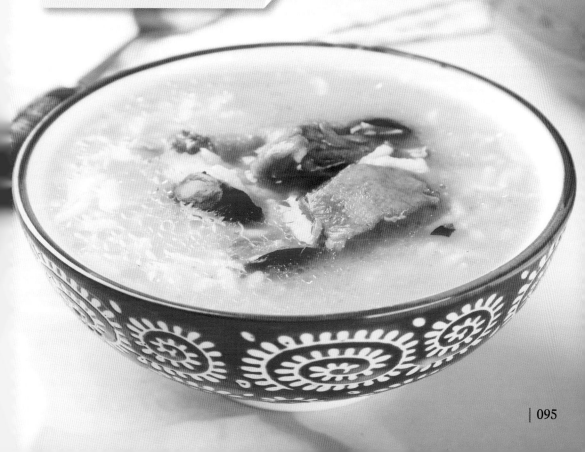

鸡蛋

每日食用量 一个

●营养成分

蛋白质、脂肪、磷脂、磷、锌、铁等。

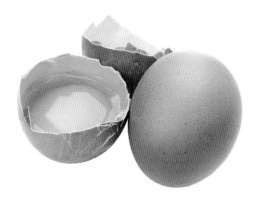

〖降·压·功·效〗

鸡蛋是日常生活中营养价值最高的天然食品之一，是小儿、老人、产妇以及贫血患者、手术后恢复期病人的良好补品。鸡蛋与胃里的酶发生反应，产生一种蛋白质，通过血管紧张素转化酶抑制剂降血压的方式降低血压。

〖食·用·禁·忌〗

肝炎、高热、腹泻、胆石症、皮肤生疮化脓等病症者及肾病患者慎食。

〖小·贴·士〗

鸡蛋最好在冰箱内保存，把鸡蛋的大头朝上，小头朝下放，这样可以延长鸡蛋的保存时间。

枸杞麦冬炒鸡蛋

/ 原料 / 麦冬10克，枸杞8克，水发花生米50克，猪瘦肉100克，熟鸡蛋2个

/ 调料 / 盐3克，鸡粉2克，水淀粉3毫升，食用油适量

/ 做法 /

1 熟鸡蛋、猪瘦肉、麦冬切丁。2 瘦肉丁用盐、鸡粉、水淀粉、食用油拌匀，腌渍。3 花生米、瘦肉丁分别入油锅略炸捞出。4 锅底留油，倒入麦冬，加瘦肉丁，放入鸡蛋，加盐、鸡粉调味，倒入枸杞、花生米炒匀即可。

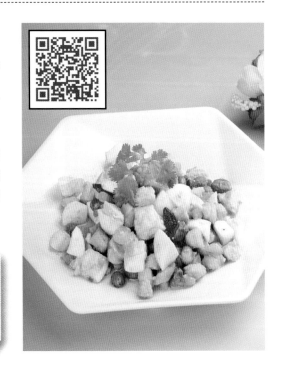

/营/养/功/效/

枸杞可治疗腰膝酸软、头晕目眩。本品可帮助减轻高血压引起的不适症状。

酸枣仁芹菜蒸鸡蛋

/ 原料 / 鸡蛋2个，芹菜40克，酸枣仁粉少许

/ 调料 / 盐、鸡粉各2克

/ 做法 /

❶洗好的芹菜切成碎末，备用。❷把鸡蛋打入碗中，加入盐、鸡粉，搅匀。倒入酸枣仁粉，拌匀。❸放入芹菜末，搅散，注入适量清水，拌匀，制成蛋液，待用。❹取一个蒸碗，倒入蛋液，备用。蒸锅上火烧开，放入蒸碗，盖上锅盖，用中火蒸约8分钟至熟，揭开锅盖，取出蒸碗，待稍微放凉后即可食用。

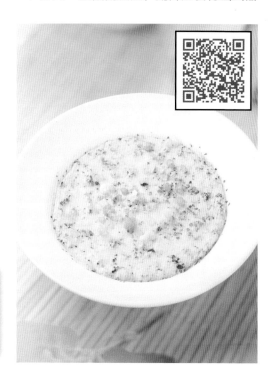

/营/养/功/效/

芹菜有降血压、健脑益智的功效；酸枣仁可养心安神。本品适合老年高血压患者经常食用。

鸡蛋炒百合

/营/养/功/效/

百合可清心安神；胡萝卜对预防心脏病有一定的功效。本品可帮助缓解血压过高引起的心慌。

/ 原料 / 鲜百合140克，胡萝卜25克，鸡蛋2个，葱花少许

/ 调料 / 盐、鸡粉各2克，白糖3克，食用油适量

/ 做法 /

❶洗净去皮的胡萝卜切片；鸡蛋打入碗中，加入盐、鸡粉，拌匀，制成蛋液。❷锅中注入适量清水烧开，倒入胡萝卜，拌匀，放入洗好的鲜百合，拌匀，加白糖煮至断生，捞出。❸用油起锅，倒入蛋液炒匀，放入焯过水的材料炒匀。❹撒上葱花，炒出葱香味，装盘即可。

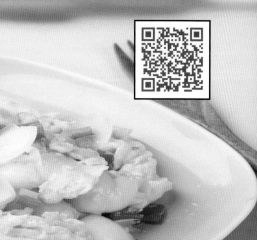

牛奶

每日食用量　250毫升

● 营养成分

蛋白质、碳水化合物、维生素A、卵磷脂等。

【降·压·功·效】

牛奶中所含的蛋白质有清除血液中过量的钠的作用，所以能防止动脉硬化、高血压的发生；牛奶中含乳清酸，能影响脂肪的代谢。大量流行病学调查发现，钙摄入量越少，高血压的患病率越高，而牛奶中含钙、钾多，对防治冠心病、高血压有好处。

【食·用·禁·忌】

胆囊炎、胰腺炎、肝硬化、肾功能衰竭、泌尿系统结石患者应慎食。

【小·贴·士】

若想提高牛奶浓度，可以放入冰箱里，当出现浮冰时将冰取出，反复几次可提高浓度。

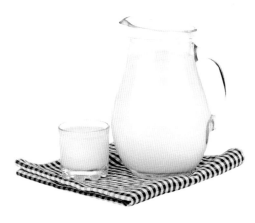

草莓牛奶羹

/ 原料 / 草莓60克，牛奶120毫升

/ 做法 /

1 将洗净的草莓去蒂，对半切开，再切成瓣，改切成丁，备用。2 取榨汁机，选择搅拌刀座组合，将切好的草莓倒入搅拌杯中。3 放入适量牛奶，注入适量温开水，盖上杯盖。4 选择"榨汁"功能，榨取果汁，断电后倒出汁液，装入碗中即可。

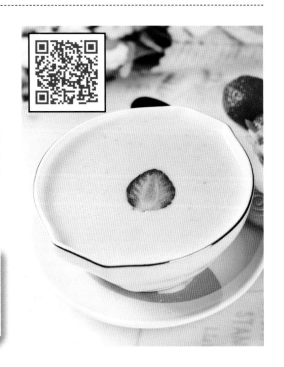

/营/养/功/效/

草莓含丰富的维生素C，搭配牛奶对动脉硬化、冠心病、心绞痛、高血压、高血脂等有预防作用。

果汁牛奶

/ 原料 / 橙子肉200克，纯牛奶100毫升

/ 调料 / 蜂蜜少许

/ 做法 /

1橙子肉切小块。**2**取榨汁机，倒入适量的橙子肉块，选择第一挡，榨出果汁。**3**放入余下的橙子肉块，榨取橙汁。**4**将榨好的橙汁倒入杯中，加入适量的纯牛奶，加入备好的蜂蜜，搅拌匀即可。

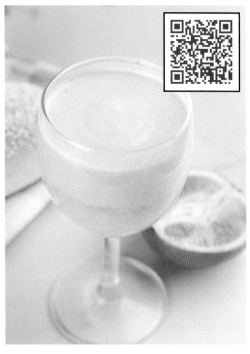

/营/养/功/效/

本品有保护心脏、降低血压的作用，特别适用于虚胖型高血压患者，常饮有利于血压恢复正常。

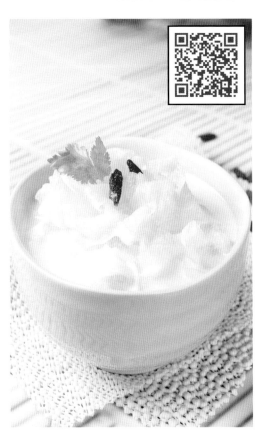

雪梨银耳牛奶

/ 原料 / 雪梨120克，水发银耳85克，牛奶100毫升

/ 调料 / 冰糖25克

/ 做法 /

1将去皮洗净的雪梨切开，去除果核，再切小块。**2**砂锅中注入适量清水烧热，倒入雪梨块，放入备好的银耳，拌匀。**3**盖上锅盖，大火烧开后转小火煮约35分钟，至食材熟透。**4**揭开锅盖，注入牛奶，撒上备好的冰糖，搅匀，转中火煮至糖分溶化，关火后盛出煮好的银耳甜汤，装在碗中即可。

/营/养/功/效/

雪梨具有生津润燥等作用；银耳富含维生素D，能防止钙的流失。本品对防治高血压大有益处。

酸奶

每日食用量 150~250克

● 营养成分

乳酸菌、B族维生素、蛋白质等。

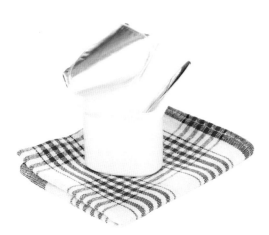

【降·压·功·效】

酸奶能抑制肠道腐败菌的生长，还含有可抑制体内合成胆固醇还原酶的活性物质，降低胆固醇和血压，可有效防治高血压、动脉硬化、冠心病及癌症。

【食·用·禁·忌】

患有泌尿结石、重症肝炎及肝性脑病、糖尿病酮症酸中毒患者不宜食用。

【小·贴·士】

空腹时饮用酸奶，乳酸菌易被杀死，保健作用减弱；饮用酸奶时最好不要加热，因为酸奶中的有效益生菌在加热后会大量死亡，使营养价值降低。

圣女果酸奶沙拉

/ 原料 / 圣女果150克，橙子200克，雪梨180克，酸奶90克，葡萄干60克

/ 调料 / 山核桃油10毫升，白糖2克

/ 做法 /

1 洗净的圣女果对半切开；洗好的雪梨去皮，切块，去芯；洗净的橙子切片。2 取一碗，倒入酸奶，加入白糖、山核桃油拌匀，制成沙拉酱。3 备一盘，摆上橙子片，放入圣女果。4 摆上雪梨，浇上沙拉酱，撒上葡萄干即可。

/营/养/功/效/

本品具有生津止渴、降低血压、清热祛火等功效，适合高血压患者食用。

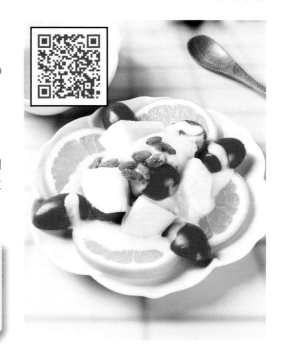

水蜜桃酸奶

/ 原料 / 水蜜桃120克，酸奶80克
/ 调料 / 白糖适量，冰块适量
/ 做法 /
1洗净的水蜜桃切取果肉，改切成小块。**2**取榨汁机，选择搅拌刀座组合，放入切好的水蜜桃。**3**倒入酸奶，撒上适量白糖，倒入备好的冰块，盖好盖子。**4**选择"榨汁"功能，榨取果汁，断电后倒出果汁，装入杯中即成。

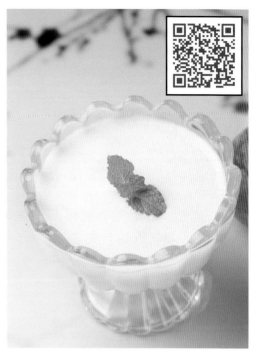

/营/养/功/效/

水 蜜桃具有补益气血、养阴生津等功效；酸奶可降低胆固醇和血压。本品对高血压患者有益。

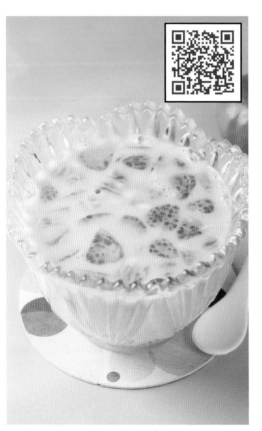

橘子酸奶

/ 原料 / 橘子肉70克，酸奶200克
/ 调料 / 蜂蜜适量，橘子汁25毫升
/ 做法 /
1处理好的橘子肉切小块。**2**取一个小碗，放入橘子肉，倒入酸奶。**3**再加入橘子汁，淋入适量蜂蜜，搅拌片刻使味道均匀。**4**另取一个玻璃杯，倒入拌好的橘子酸奶即可。

/营/养/功/效/

橘 子含有维生素C、柠檬酸、枸橼酸，可促进钠的排泄，本品适合高血压、高血脂患者经常食用。

草鱼

每日食用量 50克

● 营养成分

蛋白质、钙、磷、铁、维生素 B_1、维生素 B_2 等。

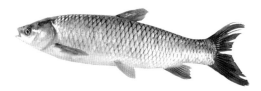

[[降·压·功·效]]

草鱼含有丰富的不饱和脂肪酸，对降低血压、加速血液循环有很好的食疗效果，同时还能预防冠心病、动脉硬化、脑卒中等病的发生，是心血管病人的良好食物。

[[食·用·禁·忌]]

痛风患者应少吃草鱼。

[[小·贴·士]]

草鱼放在水中，游在水底层，且鳃盖起伏均匀，在呼吸的为鲜活草鱼。可将鲜活草鱼宰杀洗净后放入冰箱内保存。

蒜苗烧草鱼

/ 原料 / 草鱼肉250克，蒜苗100克，红椒30克

/ 调料 / 盐、鸡粉各3克，老抽、生抽各3毫升，料酒、生粉、水淀粉、食用油各适量

/ 做法 /

1 洗净的蒜苗、红椒切段；洗净的草鱼肉切块装碗，加盐、料酒、生粉拌匀腌渍。2 鱼块入油锅炸至金黄色，捞出。3 用油起锅，放入蒜苗梗，倒入草鱼块、料酒炒香，注水煮至沸。4 加盐、鸡粉、老抽、生抽调味，待汤汁沸腾，加红椒、蒜苗叶、水淀粉炒匀即可。

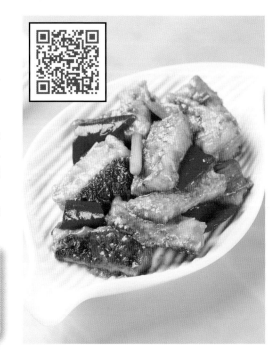

/营/养/功/效/

蒜苗和草鱼均富含蛋白质、维生素C，本品有助于增强免疫力、降血脂、保护肝脏。

浇汁草鱼片

/ 原料 / 草鱼肉320克，水发粉丝120克，姜片、葱条、葱花各少许

/ 调料 / 盐、鸡粉各3克，胡椒粉2克，料酒4毫升，陈醋7毫升，白糖、水淀粉、食用油各适量

/ 做法 /

1 洗净的草鱼肉切片。**2** 锅中注水烧开，倒入粉丝焯水捞出。**3** 另以油起锅，放入姜片、葱条爆香，注水，加盐、鸡粉、料酒拌匀。**4** 放入草鱼片，盖上锅盖，烧开后煮5分钟。**5** 捞出鱼片放在粉丝上。**6** 锅中注水烧热，加盐、鸡粉、白糖、陈醋、胡椒粉、水淀粉，调成味汁，浇在鱼片上，最后撒上葱花即可。

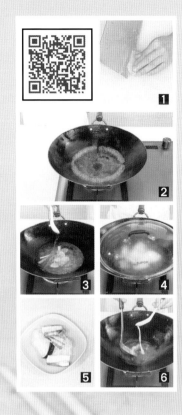

/营/养/功/效/

草鱼含有不饱和脂肪酸，对血液循环有利，且有增强免疫力的作用，适合高血压患者常吃。

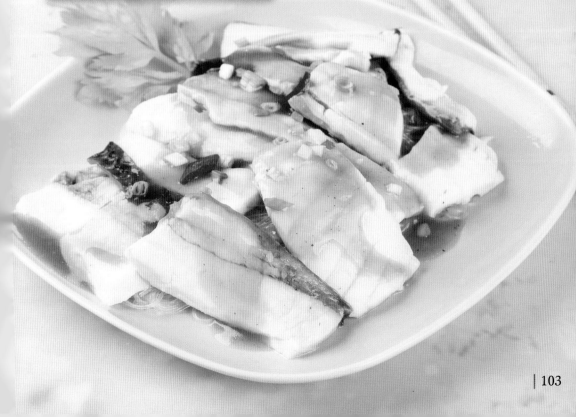

鲫鱼

每日食用量 100克

● 营养成分

蛋白质、脂肪、钙、铁、锌、磷及多种维生素等。

【降·压·功·效】

鲫鱼中所含的蛋白质质优，且种类齐全，可有效防治高血压、动脉硬化，降低胆固醇和血液黏稠度，预防心脑血管疾病。

【食·用·禁·忌】

痛风患者不宜多食。

【小·贴·士】

身体扁平、颜色偏白的鲫鱼肉质会很嫩。新鲜鱼的眼略凸，眼球黑白分明，眼面发亮。用浸湿的纸贴在鱼眼上，可防止鱼视神经后的死亡腺离水后断掉。这样死亡腺可保持一段时间，从而延长鱼的寿命。

合欢山药炖鲫鱼

/ 原料 / 鲫鱼300克，山药80克，干山楂30克，合欢皮20克，姜片20克

/ 调料 / 盐3克，鸡粉3克，胡椒粉、食用油各适量

/ 做法 /

1 洗好去皮的山药切片。2 用油起锅，放入姜片、鲫鱼煎至焦黄色盛出。3 水烧开，放入干山楂、合欢皮、山药片、鲫鱼，烧开后用小火煮15分钟。4 放盐、鸡粉续煮5分钟，撒入胡椒粉，搅拌均匀，至食材入味，装入碗中即可。

/营/养/功/效/

山楂有行气散瘀、增加冠脉血流量等作用；鲫鱼能给人体提供优质蛋白质，常吃有助于降血压、降血脂。

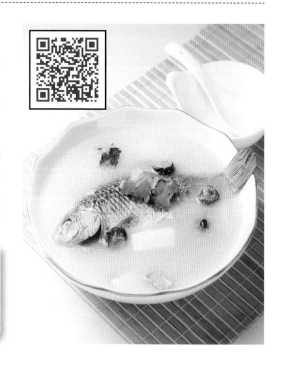

苹果红枣鲫鱼汤

/ 原料 / 鲫鱼500克，去皮苹果200克，红枣20
　　　　克，香菜叶少许
/ 调料 / 盐3克，胡椒粉2克，水淀粉、料酒、
　　　　食用油各适量
/ 做法 /
1 洗净的苹果去核，切块；鲫鱼身上加盐抹
匀，淋料酒腌渍。2 用油起锅，放入鲫鱼煎2分
钟，注清水，倒入红枣、苹果块煮开。3 加入
盐拌匀，中火续煮5分钟，加入胡椒粉拌匀。
4 倒入水淀粉拌匀，装碗，放上香菜叶即可。

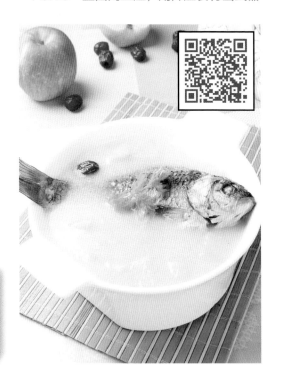

/营/养/功/效/

鲫 鱼有益气补血、利水消肿等功
效；苹果、红枣有增强免疫力的
功效。本品有助于预防心脑血管疾病。

西红柿炖鲫鱼

/ 原料 / 鲫鱼250克，西红柿85克，葱花少许
/ 调料 / 盐、鸡粉各2克，食用油适量
/ 做法 /
1 洗净的西红柿切片，备用。2 用油起锅，放
入处理好的鲫鱼，用小火煎至断生，注入适量
清水，用大火煮至沸，盖上锅盖，用中火煮约
10分钟。3 揭开锅盖，倒入西红柿，拌匀，撇
去浮沫，煮至食材熟透。4 加入盐、鸡粉，拌
匀调味，关火后盛出煮好的菜肴，装入碗中，
点缀上葱花即可。

/营/养/功/效/

本 品富含蛋白质、钙、镁、锌等
营养成分，不仅可以降低血
压，还能为患者提供全面而又丰富的
营养。

鲤鱼

每日食用量 100克

●营养成分

蛋白质、碳水化合物、脂肪、维生素、甘氨酸等。

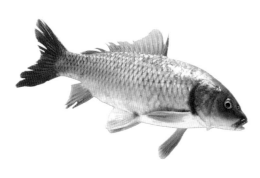

〖降·压·功·效〗

鲤鱼中含有的氨基乙磺酸具有维持正常血压，防治动脉硬化、高血压、冠心病，保护肝脏，防止视力衰退和提高暗视野等功效，从而可预防、改善动脉硬化；鲤鱼中的脂肪多为不饱和脂肪酸，能很好地降低胆固醇，防治动脉硬化、冠心病。

〖食·用·禁·忌〗

红斑狼疮、荨麻疹、哮喘、腮腺炎、血栓闭塞性脉管炎、恶性肿瘤、皮肤湿疹患者慎食。

〖小·贴·士〗

鲤鱼两边背脊的皮内各有一条似白线的筋，在烹制前要把它抽出，一是因为它的腥味重，二是它属强发性物。

糖醋鲤鱼

/ 原料 / 鲤鱼550克，蒜末、葱丝各少许
/ 调料 / 盐2克，白糖6克，白醋10毫升，番茄酱、水淀粉、生粉、食用油各适量
/ 做法 /

1洗净的鲤鱼切花刀。**2**鲤鱼滚上生粉放到油锅中，小火炸至两面熟透，捞出。**3**锅底留油，倒入蒜末爆香，注水，加盐、白醋、白糖，搅拌匀，加番茄酱拌匀。**4**倒入水淀粉拌至汤汁浓稠，盛出浇在鱼身上，点缀上葱丝即可。

/营/养/功/效/

本品可为高血压患者提供优质蛋白质，从而提高免疫力，防止病情恶化。

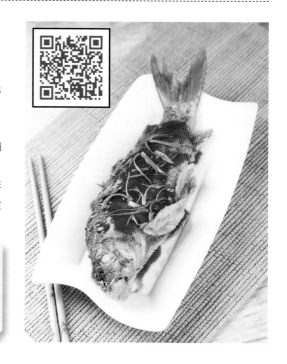

陈皮红豆鲤鱼汤

/ 原料 / 鲤鱼350克，红豆60克，姜片、葱段、陈皮各少许

/ 调料 / 盐、鸡粉各2克，料酒4毫升，食用油适量

/ 做法 /

1 起油锅，放入处理干净的鲤鱼。**2** 煎至两面断生，撒上姜片爆香，注开水，倒入洗净的红豆、葱段。**3** 淋入料酒，放入陈皮搅匀，盖上锅盖，烧开后用小火煮25分钟。**4** 揭锅盖，撇去浮沫，加盐、鸡粉拌匀，煮至食材入味。**5** 盛出装碗。

/营/养/功/效/

鲤鱼含蛋白质、维生素A、B族维生素、钾、锌、硒等营养成分，有增强免疫力、降压利尿的功效。

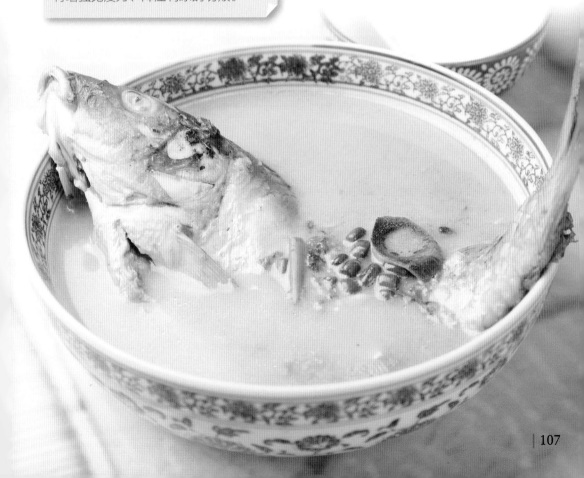

海参

每日食用量 100克

● 营养成分
蛋白质和钙等。

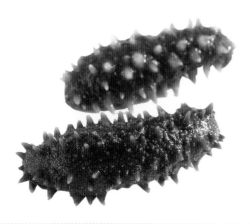

【降·压·功·效】

海参含胆固醇低，脂肪含量相对少，是典型的高蛋白、低脂肪、低胆固醇食物，对高血压、冠心病、高脂血症、肝炎等病人及老年人堪称食疗佳品。

【食·用·禁·忌】

急性肠炎、菌痢、感冒、咳痰、气喘及大便溏薄、出血兼有瘀滞及湿邪阻滞的患者忌食。

【小·贴·士】

以体大、皮薄、个头整齐、肉肥厚、形体完整、肉刺多、齐全无损伤、光泽洁净、颜色纯正、无虫蛀且有香味的为佳。保存时宜放水中活养。

海参炒时蔬

/ 原料 / 西芹20克，胡萝卜150克，水发海参100克，百合80克，姜片、葱段各少许，高汤适量

/ 调料 / 盐3克，鸡粉2克，水淀粉、料酒、蚝油、芝麻油、食用油各适量

/ 做法 /

❶西芹切小段；胡萝卜切小块。❷胡萝卜、西芹、百合焯水后捞出。❸用油起锅，放入姜片、葱段、海参，注入高汤，加盐、鸡粉、蚝油、料酒拌匀，略煮。❹倒入西芹、胡萝卜、百合炒匀，倒入水淀粉、芝麻油炒匀即可。

/营/养/功/效/

本品营养丰富，含有蛋白质、维生素、钙、镁等有益于心脑血管的营养物质，对控制血压有益。

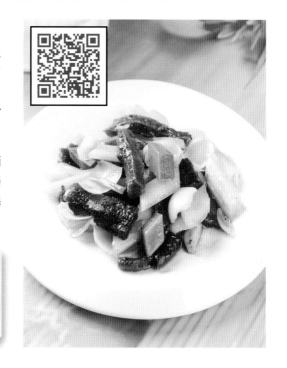

桂圆炒海参

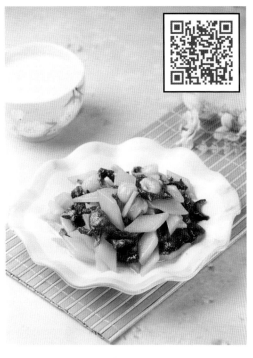

/ 原料 / 莴笋200克，水发海参200克，桂圆肉50克，枸杞、姜片、葱段各少许

/ 调料 / 盐4克，鸡粉4克，料酒10毫升，生抽5毫升，水淀粉5毫升，食用油适量

/ 做法 /

❶洗净的莴笋切片。❷水烧开，加盐、鸡粉，放入海参，淋料酒略煮，倒入莴笋片，淋入食用油煮1分钟，捞出食材。❸姜片、葱段入油锅爆香，倒入莴笋片、海参炒匀。❹加盐、鸡粉、生抽、水淀粉，放入桂圆肉、枸杞炒匀即可。

/营/养/功/效/

本品营养丰富且全面，能扶正祛邪，有增强新陈代谢及提高免疫力的功效。

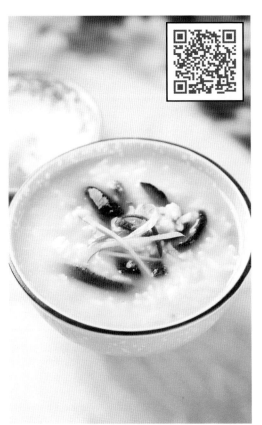

海参粥

/ 原料 / 海参300克，粳米250克，姜丝少许

/ 调料 / 盐、鸡粉各2克，芝麻油少许

/ 做法 /

❶洗净的海参切丝。❷锅中注水烧开，放入海参略煮捞出。❸砂锅中注水烧热，倒入粳米拌匀，盖上锅盖，大火煮开后转小火煮40分钟。❹加盐、鸡粉，拌匀，倒入海参丝，放入姜丝，拌匀，续煮10分钟，揭开锅盖，淋入芝麻油，拌匀，装入碗中即可。

/营/养/功/效/

海参具有补肾益精、补血润燥、调经祛劳等功效，本品对肝肾阴虚型高血压患者有益。

海蜇

每日食用量 40克

●营养成分

蛋白质、脂肪、钙、磷、铁、碘、胆碱等。

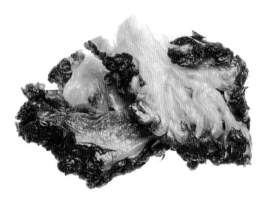

|[降·压·功·效]|

海蜇含有一种类似于乙酰胆碱的物质，能扩张血管，减弱心肌收缩力，有效降低血压，常食还能预防多种心脑血管疾病。

|[食·用·禁·忌]|

肝性脑病、急性肝炎、肾衰竭、甲状腺功能亢进、慢性肠炎等患者不宜过多食用海蜇。

|[小·贴·士]|

优质海蜇皮应呈白色或浅黄色，有光泽，自然圆形，片大平整，无红衣、杂色、黑斑，无腥臭味，有韧性，口感松脆适口；肉质厚实均匀且有韧性的最好。将海蜇晾干之后放入冰箱冷冻保存即可。

紫甘蓝拌海蜇丝

/ 原料 / 紫甘蓝160克，蒜末少许，白菜160克，水发海蜇丝30克，香菜20克

/ 调料 / 盐2克，鸡粉2克，白糖3克，芝麻油8毫升，陈醋10毫升

/ 做法 /

❶白菜、紫甘蓝切丝；香菜切碎末。❷水烧开，加盐，倒入海蜇丝煮1分钟捞出，倒入白菜、紫甘蓝煮半分钟捞出。❸取大碗，倒入白菜、紫甘蓝，加盐、鸡粉、白糖、芝麻油、陈醋、蒜末、香菜拌匀。❹倒入海蜇丝拌匀即可。

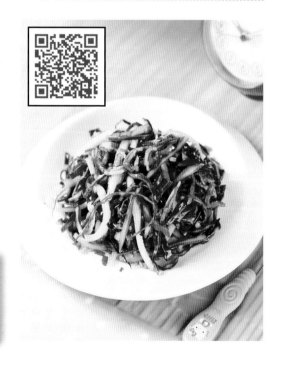

/营/养/功/效/

海蜇具有清热解毒、化痰软坚、降压消肿等功效，本品可帮助高血压患者扩张血管、降低血压。

心里美拌海蜇

/ 原料 / 海蜇丝100克，心里美萝卜200克，蒜末少许

/ 调料 / 盐、鸡粉各少许，白糖3克，陈醋4毫升，芝麻油2毫升

/ 做法 /

1洗净去皮的萝卜切丝。**2**锅中注水烧开，倒入洗净的海蜇丝煮1分钟。**3**加入萝卜丝拌匀，煮1分钟，捞出食材，沥干水分。**4**焯过水的食材装碗，放入蒜末。**5**加盐、鸡粉、白糖、陈醋、芝麻油调味，装盘即可。

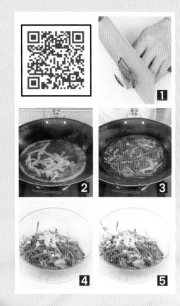

/营/养/功/效/

心里美萝卜中的芥子油和纤维素可促进胃肠蠕动，排出多余的脂肪，常食可降血脂、稳定血压。

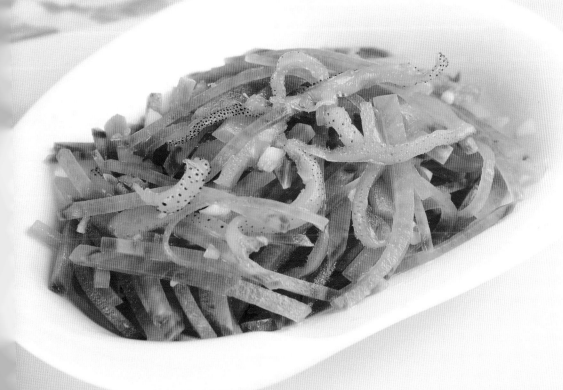

紫菜

每日食用量 15克

● 营养成分

蛋白质、铁、磷、钙、维生素B₂等。

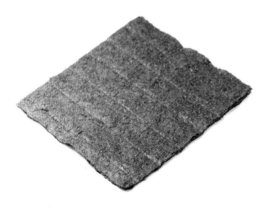

〖降·压·功·效〗

紫菜中含食物纤维卟啉，可促进排钠，预防高血压；紫菜含镁量极高，被誉为"镁元素的宝库"；紫菜不含胆固醇，脂肪含量低，非常适合高血压、高血脂患者食用。

〖食·用·禁·忌〗

消化功能不好、素体脾虚、腹痛便溏、脾胃虚寒、乳腺小叶增生以及各类肿瘤患者慎食。

〖小·贴·士〗

若紫菜在凉水中浸泡后呈蓝紫色，说明被有毒物质污染，不可食用；先将汤烧沸，下配料或调料，再撕入紫菜立即起锅，以免损坏紫菜营养。

紫菜凉拌大白菜

/ 原料 / 大白菜200克，水发紫菜70克，熟芝麻10克，蒜末、姜末、葱花各少许
/ 调料 / 盐3克，白糖3克，陈醋5毫升，芝麻油2毫升，鸡粉、食用油各适量
/ 做法 /
❶洗净的大白菜切丝；用油起锅，倒入蒜末、姜末爆香盛出。❷锅中注水烧开，放盐，倒入大白菜、紫菜焯水，捞出装碗。❸倒入蒜末、姜末，放盐、鸡粉、陈醋、白糖。❹淋入芝麻油，倒入葱花拌匀，装碗，撒上熟芝麻即可。

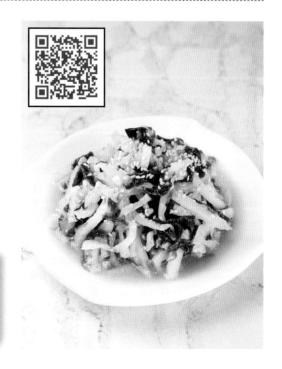

/营/养/功/效/

大白菜含粗纤维，有刺激肠胃蠕动、促进机体废物排泄、帮助消化的功效，常食能预防高血压。

紫菜笋干豆腐煲

/ 原料 / 豆腐150克，笋干粗丝30克，虾皮10
克，水发紫菜5克，枸杞5克，葱花2克

/ 调料 / 盐、鸡粉各2克

/ 做法 /

❶洗净的豆腐切片。❷砂锅中注水烧热，倒入
笋干，放入虾皮，倒入切好的豆腐，拌匀，加
盖，用大火煮15分钟至食材熟透。❸揭盖，倒
入枸杞、紫菜，加入盐、鸡粉拌匀。❹关火后
盛出煮好的汤，装碗，撒上葱花点缀即可。

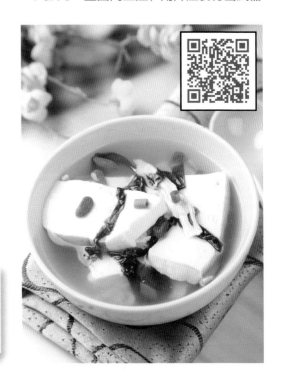

/营/养/功/效/

紫菜中的镁元素含量比其他食物
都多，本品为低脂食物，对高
血压并发高脂血症患者有益。

紫菜豆腐羹

/ 原料 / 豆腐260克，西红柿65克，鸡蛋1个，
水发紫菜200克，葱花少许

/ 调料 / 盐2克，鸡粉2克，芝麻油、水淀粉、
食用油各适量

/ 做法 /

❶洗净的西红柿、豆腐切小块；鸡蛋调制成蛋
液。❷水烧开，倒入食用油，放入西红柿略
煮。❸倒入豆腐块拌匀，加鸡粉、盐，放入紫
菜煮熟。❹倒入水淀粉，倒入蛋液搅至成形，
淋入芝麻油拌匀，装碗，撒上葱花即可。

/营/养/功/效/

本品能补充维生素、蛋白质、稳
定血压，实为高血压、高血
脂、高胆固醇患者的食疗佳肴。

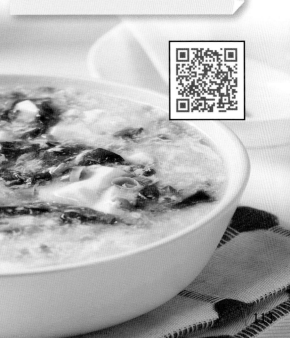

115

海带

每日食用量 50克

● 营养成分

碘、铁、钙、甘露醇等。

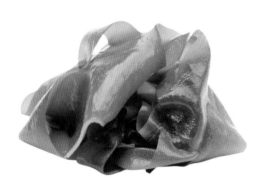

【降·压·功·效】

海带富含钙，可降低人体对胆固醇的吸收，降低血压。海带还含有丰富的钾，钾有平衡钠摄入过多的作用，并有扩张外周血管的作用。因此，海带对防治高血压有很好的食疗作用。

【食·用·禁·忌】

甲状腺功能亢进患者不宜食用。

【小·贴·士】

因海带含有褐藻胶物质，在食用时不易煮软，如果把成捆的干海带打开，放在蒸笼蒸半个小时，再用清水泡上一夜，就会变得脆嫩软烂。

蒜泥海带丝

/ 原料 / 水发海带丝240克，胡萝卜45克，熟白芝麻、蒜末各少许
/ 调料 / 盐2克，生抽4毫升，陈醋6毫升，蚝油12克
/ 做法 /
❶将洗净去皮的胡萝卜切细丝。❷海带丝焯水后捞出。❸取一个大碗，放入海带丝、胡萝卜丝、蒜末。❹加盐、生抽、蚝油、陈醋。❺搅拌至食材入味，装盘，撒上熟白芝麻即成。

/营/养/功/效/

海带具有增强免疫力、降血脂、补钙等功效，本品可辅助缓解高血压的症状。

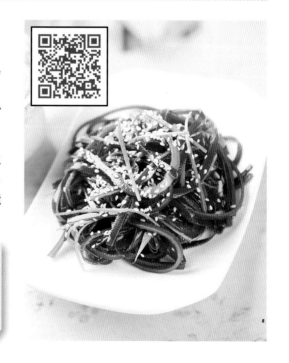

海带瓜果沙拉

/ 原料 / 水发海带40克，苹果30克，木瓜30克，黄瓜30克，酸奶20克

/ 调料 / 白糖2克，白醋5毫升，盐少许

/ 做法 /

1️⃣洗好的海带切丝；洗净的苹果、木瓜、黄瓜切条。2️⃣锅中注水烧开，倒入海带丝煮至断生。3️⃣将海带捞出，放入凉水中过凉，捞出，沥干水分。4️⃣海带装碗，放入黄瓜、苹果、木瓜条拌匀。5️⃣加盐、白糖、白醋，搅拌至食材入味，将拌好的食材装入盘中，倒入酸奶即可。

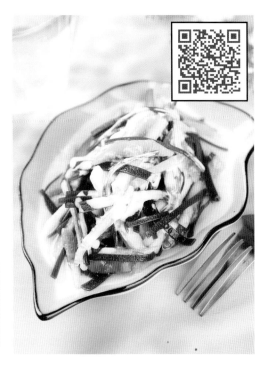

/营/养/功/效/

本品富含钾，钾有平衡钠摄入过多的作用，并有扩张外周血管作用，可降血压。

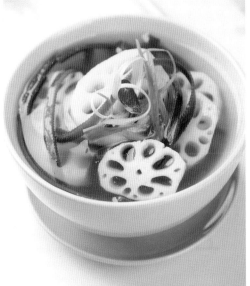

莲藕海带汤

/ 原料 / 莲藕160克，水发海带丝90克，姜片、葱段各少许

/ 调料 / 盐、鸡粉各2克，胡椒粉适量

/ 做法 /

1️⃣将去皮洗净的莲藕切厚片，备用。2️⃣在砂锅中注入适量清水烧热，倒入洗净的海带丝。3️⃣放入藕片，撒上备好的姜片、葱段，搅散，盖上锅盖，烧开后用小火煮约25分钟，至食材熟透。4️⃣揭开锅盖，加入少许盐、鸡粉，撒上适量胡椒粉，拌匀调味，关火后装碗即成。

/营/养/功/效/

海带是降血压的理想食物；莲藕可促进机体新陈代谢。本品可稳定血压，辅助防治高血压并发脑血管病。

苹果

每日食用量 1个

● 营养成分

磷、铁、钾、苹果酸、柠檬酸、酒石酸等。

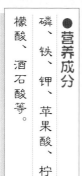

‖降·压·功·效‖

苹果中富含钾，能促进钠从尿液排出，预防水钠潴留的发生。因此，对于进盐过多的高血压患者，多吃苹果可以将体内的钠盐清除，使血压下降。

‖食·用·禁·忌‖

脾胃虚寒者不宜常食苹果。

‖小·贴·士‖

苹果应挑个头适中、果皮光洁、颜色艳丽的。放在阴凉处可以保持7～10天，如果装入塑料袋放入冰箱可以保存更长时间。

苹果银耳莲子汤

/ 原料 / 水发银耳180克，苹果140克，水发莲子80克，瘦肉75克，干百合15克，陈皮、姜片各少许，水发干贝25克

/ 调料 / 盐2克

/ 做法 /

1 苹果切小瓣；莲子去芯；洗净的瘦肉切块，肉块汆水后捞出。2 砂锅中注水烧热，倒入肉块、苹果、莲子、银耳、干贝、干百合。3 放入姜片、陈皮拌匀，烧开后转小火煮120分钟。4 加盐煮至汤汁入味，装碗即成。

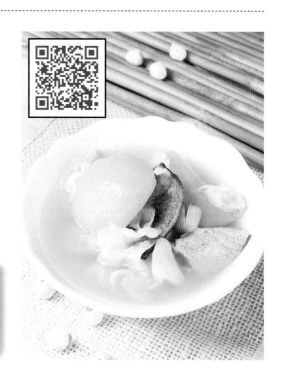

/营/养/功/效/

苹果含有果酸，能降低血液中胆固醇的含量，本品营养丰富，对高血压、高血脂患者有益。

苹果银耳瘦肉汤

/ 原料 / 苹果150克，水发银耳60克，瘦肉150克，芡实50克，水发薏米100克，红枣15克，姜片少许

/ 调料 / 盐2克，料酒10毫升

/ 做法 /

1洗净的苹果切成瓣，去核，再切成块。**2**在锅中注水烧开，倒入瘦肉，淋料酒汆水捞出。**3**在砂锅中注水烧热，倒入瘦肉、红枣、姜片、薏米、芡实、银耳、苹果，淋料酒，烧开后转小火煮2小时。**4**加盐，搅拌至食材入味，装碗即可。

/营/养/功/效/

银耳搭配瘦肉可为人体提供丰富的蛋白质，本品能降低血压和血脂，加强营养，改善患者体质。

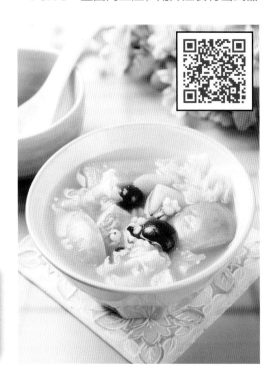

苹果胡萝卜麦片粥

/ 原料 / 苹果150克，胡萝卜45克，麦片95克，牛奶200毫升

/ 做法 /

1去皮洗净的胡萝卜切丁；洗好的苹果果肉切小块。**2**砂锅注水烧开，倒入胡萝卜、苹果拌匀，大火煮一会儿，放入麦片。**3**搅匀，用中火煮2分钟，倒入牛奶拌匀，煮出奶香味。**4**盛出，装碗即成。

/营/养/功/效/

苹果可益气补血、降血压；牛奶有安神助眠的功效。本品可缓解高血压患者心烦失眠的症状。

桃子

每日食用量　1个

● 营养成分

粗纤维、钙、铁、胡萝卜素、苹果酸、柠檬酸等。

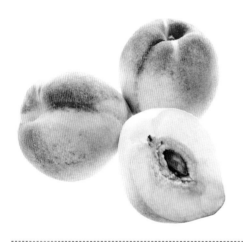

【降·压·功·效】

桃子素有"寿桃"和"仙桃"的美称，因其肉质鲜美，又被称为"天下第一果"。桃子中含有丰富的钾元素，可以帮助排出体内多余的盐分，有辅助降低血压的作用。桃子有"护心"的功效，常食可降低心脏病等慢性病的发病率。

【食·用·禁·忌】

内热生疮、毛囊炎及对桃子过敏者不宜食用。

【小·贴·士】

好的桃子果体大、形状端正、外皮无伤、无虫蛀斑、果色鲜亮、成熟时果皮多为黄白色、顶端和向阳面现微红、手感不软不硬。宜放入冰箱冷藏。

香蕉拌桃片

/ 原料 / 香蕉85克，柠檬35克，葡萄65克，桃子120克

/ 调料 / 白糖少许

/ 做法 /

1 洗净的香蕉剥去果皮，把果肉切小块。**2** 洗好去皮的桃子切取果肉，改切小块。**3** 取一个果盘，放入切好的香蕉、桃子。**4** 放入洗净去皮的葡萄，再撒上白糖，挤上柠檬汁即成。

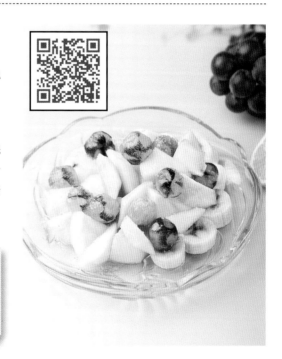

/营/养/功/效/

本品富含维生素C和钾，可有效降低血压和血脂，非常适合高血压和高血脂患者食用。

桃子胡萝卜汁

/ 原料 / 桃子120克，胡萝卜85克

/ 做法 /

1洗净的桃子去头尾，切取果肉，改切成小块；洗好去皮的胡萝卜切条形，改切成丁，备用。**2**取榨汁机，选择搅拌刀座组合，倒入切好的桃子、胡萝卜，加入适量矿泉水。**3**盖上盖，选择"榨汁"功能，榨取汁水。**4**断电后揭开盖，倒出蔬果汁，撇去浮沫即可。

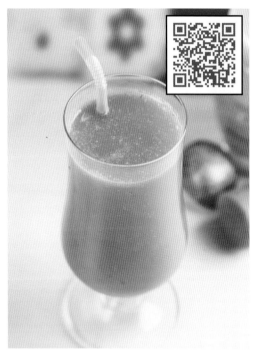

/营/养/功/效/

桃子有辅助降低血压的作用；胡萝卜有增强机体免疫力的作用。本品适合高血压患者食用。

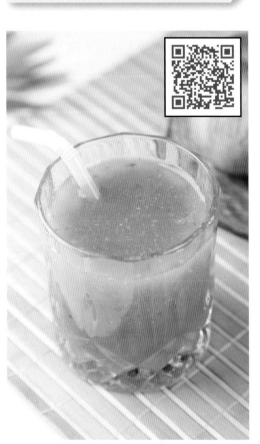

桃子苹果汁

/ 原料 / 桃子45克，苹果85克

/ 调料 / 柠檬汁少许

/ 做法 /

1洗好的桃子切开，去核，把果肉切成小块；洗净的苹果切瓣，去核，把果肉切成小块，备用。**2**取榨汁机，选择搅拌刀座组合，放入苹果、桃子，倒入柠檬汁。**3**注入适量矿泉水，盖上盖，选择"榨汁"功能，榨取汁水。**4**断电后揭开盖，倒出果汁，装入杯中即可。

/营/养/功/效/

苹果具有益气补血、降血压、安神助眠等功效；桃子可为机体提供丰富的钾。本品利尿，有助于降血压。

猕猴桃

每日食用量 一个

● 营养成分
钾、蛋白质、胡萝卜素、维生素C、脂肪、膳食纤维等。

【降·压·功·效】
猕猴桃含有丰富的矿物质，还含有胡萝卜素和多种维生素，对保持人体健康具有重要的作用。猕猴桃属于高钾水果，能有效降低血压，非常适合高血压患者食用；猕猴桃还含有丰富的果胶，可降低血液中胆固醇浓度，常食还能预防心脑血管疾病。

【食·用·禁·忌】
脾胃虚寒者、腹泻便溏者、糖尿病患者、先兆性流产的女性不宜食用。

【小·贴·士】
未熟的猕猴桃和香蕉各半，装入塑料口袋里，把袋子的口简单地合上，猕猴桃即可被催熟。

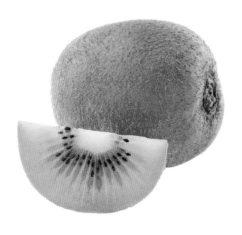

猕猴桃大杏仁沙拉

/ 原料 / 猕猴桃130克，大杏仁10克，生菜50克，圣女果50克

/ 调料 / 蜂蜜2克，橄榄油10毫升，盐少许，柠檬汁10毫升

/ 做法 /
❶洗净的圣女果对半切开；去皮的猕猴桃对半切开，再切成片；择洗好的生菜切成块待用。❷取一个大碗，倒入生菜、大杏仁、猕猴桃、圣女果拌匀。❸倒入柠檬汁，加入少许盐、蜂蜜、橄榄油，搅拌均匀。❹装入大碗中即可。

/营/养/功/效/
猕猴桃和圣女果均是高钾食物，可有效降低血压。高血压患者常食本品，有较好的食疗作用。

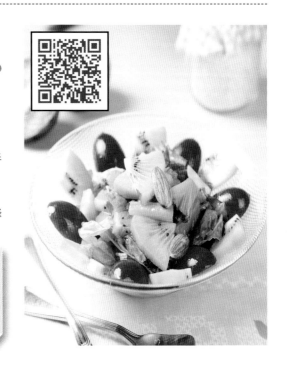

葡萄柚猕猴桃沙拉

/ 原料 / 葡萄柚200克，猕猴桃100克，圣女果
　　　 70克

/ 调料 / 炼乳10克

/ 做法 /

1 洗净的猕猴桃去皮，果肉切片。**2** 葡萄柚果肉
切小块；洗好的圣女果切小块。**3** 把切好的葡萄
柚、猕猴桃装入碗中。**4** 挤入适量炼乳，用勺子
搅拌均匀，使炼乳裹匀食材。**5** 取一个干净的盘
子，摆上圣女果装饰，将食材装入盘中即可。

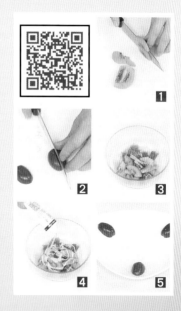

1
2
3
4
5

/营/养/功/效/

猕猴桃富含钾，有利于降血压，
与富含维生素C的葡萄柚搭配非
常适合高血压患者食用。

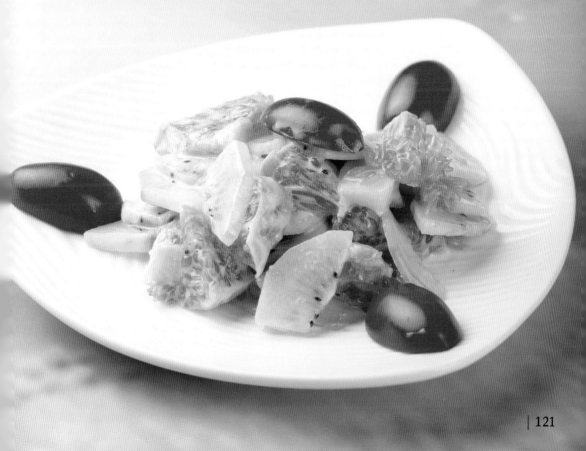

香蕉

每日食用量 1~2根

● 营养成分

蛋白质、果胶、钙、铁、胡萝卜素、维生素B₁等。

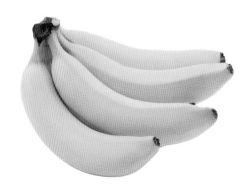

【降·压·功·效】

香蕉中富含的钾能降低机体对钠盐的吸收，故其有降血压的作用。香蕉中还含有血管紧张素转化酶抑制物质，可抑制血压升高。所以，香蕉是预防高血压的极佳水果。

【食·用·禁·忌】

慢性肠炎患者、虚寒腹泻者、糖尿病患者、胃酸过多者不宜食用。

【小·贴·士】

未熟的香蕉和苹果各半，装入塑料口袋里，扎紧口，约几个小时后，绿香蕉即可被催熟。

牛奶香蕉蒸蛋羹

/ 原料 / 牛奶150毫升，香蕉100克，鸡蛋80克

/ 做法 /

1 香蕉去皮切小段；取一个碗，打入鸡蛋，搅散制成蛋液。2 取榨汁机，倒入香蕉、牛奶，开始榨汁，待榨好后将香蕉汁倒入碗中，再倒入蛋液中搅匀。3 取一个蒸碗，倒入蛋液，撇去浮沫，封上保鲜膜。蒸锅上火烧开，放上蒸碗。4 中火蒸10分钟至熟，将蛋羹取出即可。

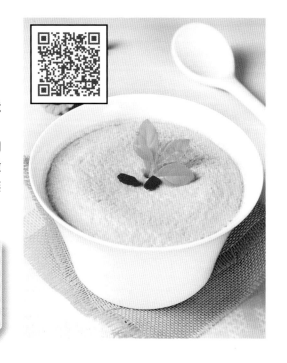

/营/养/功/效/

本品可为机体提供丰富的营养，能有效改善体质，促进体内钠盐的排出，从而降低血压。

香蕉豆浆

/ 原料 / 香蕉30克，水发黄豆40克

/ 做法 /

1 去皮的香蕉切成块；将已浸泡8小时的黄豆倒入碗中，注入清水，用于搓洗干净，把洗好的黄豆倒入滤网，沥干水分。2 将香蕉、黄豆倒入豆浆机中，注入清水，至水位线即可。3 开始打浆，待豆浆机运转约15分钟，即成豆浆。4 把煮好的豆浆倒入滤网，滤取豆浆，倒入碗中即可。

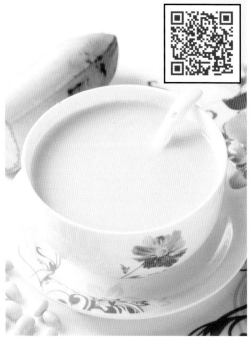

/营/养/功/效/

本品含丰富的钾，有利水减肥、降压的作用，适合高血压伴肥胖症、高血脂患者食用。

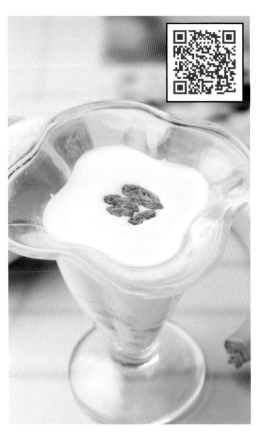

提子香蕉奶昔

/ 原料 / 香蕉80克，牛奶100毫升，提子干少许

/ 做法 /

1 去皮的香蕉切成块，备用。2 取榨汁机，选择搅拌刀座组合，倒入香蕉，注入适量的牛奶。3 盖上盖子，选择"榨汁"功能，榨取果汁。4 断电后揭开盖，将榨好的果汁倒入杯子，加入少许提子干即可。

/营/养/功/效/

香蕉有抑制血压升高的作用；牛奶可滋阴润燥、补益中气。常食本品有助于预防高血压、高血脂。

橘子

每日食用量 1~2个

● 营养成分

胡萝卜素、维生素、葡萄糖、果糖、苹果酸等。

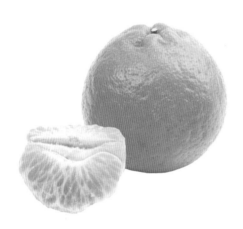

【降·压·功·效】

橘子中含有丰富的维生素C和尼克酸等，它们有降低人体中血脂和胆固醇的作用，所以，冠心病患者、血脂高的人多吃橘子很有好处。橘子内侧的薄皮富含维生素C和果胶，可以促进通便，降低胆固醇，亦可解决咳嗽痰多、食欲不振的问题。

【食·用·禁·忌】

风寒咳嗽、多痰、糖尿病、口疮、食欲不振者慎食。

【小·贴·士】

橘子含有大量糖分和有机酸，空腹时吃橘子会刺激胃黏膜，使脾胃满闷、呃逆反酸。

橘子香蕉水果沙拉

/ 原料 / 去皮香蕉200克，去皮火龙果200克，橘子瓣80克，石榴籽40克，柠檬15克，去皮梨子100克，去皮苹果80克

/ 调料 / 沙拉酱10克

/ 做法 /

1 洗净的香蕉切丁；洗好的火龙果、苹果、梨子切块。2 取一碗，放入梨子、苹果、香蕉、火龙果、石榴籽。3 挤入柠檬汁搅匀。4 取一盘，摆上橘子瓣，倒入拌好的水果，挤上沙拉酱即可。

/营/养/功/效

本品可润肠通便，并有效降低血压和血脂，非常适合高血压和高血脂患者食用。

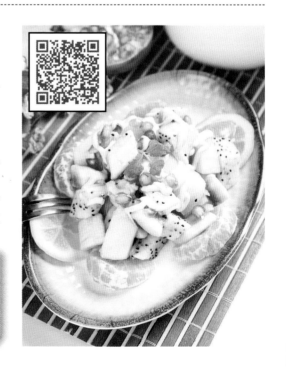

苹果橘子汁

/ 原料 / 苹果100克，橘子肉65克

/ 做法 /

1橘子肉切小块；洗净的苹果切开，取果肉，切小块，备用。**2**取榨汁机，选择搅拌刀座组合，倒入苹果、橘子肉。**3**注入适量矿泉水，盖上盖，选择"榨汁"功能，榨取果汁。**4**断电后揭开盖，倒出果汁，装入杯中即可。

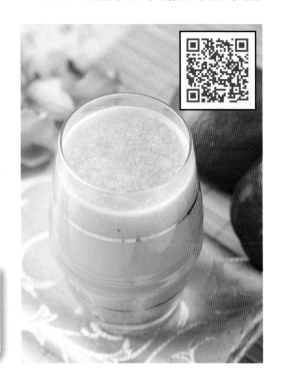

/营/养/功/效/

苹果富含膳食纤维，可降压利尿。本品对高血压、高血脂等都有一定的食疗作用。

橘子豌豆炒玉米

/ 原料 / 玉米粒70克，豌豆95克，橘子肉120克，葱段少许

/ 调料 / 盐、鸡粉各1克，水淀粉、食用油各适量

/ 做法 /

1锅中注水烧开，加盐、食用油，倒入洗净的玉米粒、豌豆、橘子肉焯水后捞出。**2**葱段入油锅爆香，放入焯过水的食材炒匀。**3**加盐、鸡粉炒匀。**4**倒入水淀粉炒匀，装盘即可。

/营/养/功/效/

豌豆是体弱多病者的滋补保健佳品；橘子富含多种维生素和矿物质。本品可预防高血压、冠心病。

菠萝

每日食用量 100克

●营养成分

蛋白质、碳水化合物、粗纤维、钙、磷、铁等。

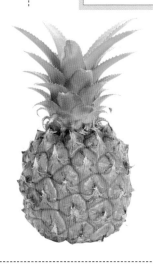

〖降·压·功·效〗

菠萝中富含的钾，能促进体内钠盐的排出，可有效降低血压，对高血压患者有较好的食疗作用。菠萝所含的维生素C也相当丰富，可有效降低胆固醇和血脂，保护血管。

〖食·用·禁·忌〗

溃疡病、肾脏病、凝血功能障碍、发热患者，患有湿疹、疥疮者以及过敏体质者不宜食用。

〖小·贴·士〗

有些人食用菠萝后会出现皮肤发痒等症状，建议用盐水泡10分钟左右再食用。

菠萝黄瓜沙拉

/ 原料 / 菠萝肉100克，圣女果45克，黄瓜80克
/ 调料 / 沙拉酱适量
/ 做法 /

1 将洗净的黄瓜切开，再切薄片；洗好的圣女果对半切开；备好的菠萝肉切小块。**2** 取一大碗，倒入黄瓜片、圣女果。**3** 撒上菠萝块，快速搅匀，使食材混合均匀。**4** 另取一盘，盛入拌好的材料，摆好盘，最后挤上沙拉酱即可。

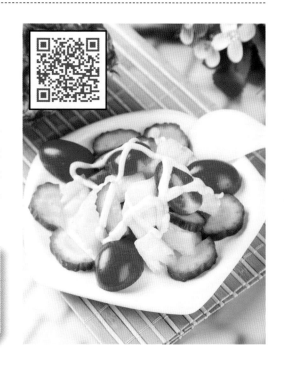

/营/养/功/效/

菠萝和黄瓜都富含钾和维生素C，可降低胆固醇和血脂，对高血压患者有较好的食疗作用。

菠萝橙汁

/ 原料 / 菠萝肉100克，橙子肉70克

/ 做法 /

1菠萝肉切小丁块；橙子肉切小块。**2**取榨汁机，选择搅拌刀座组合，倒入切好的水果。**3**注入适量纯净水，盖好盖子。**4**选择"榨汁"功能，榨取果汁，断电后倒出橙汁，装入杯中即成。

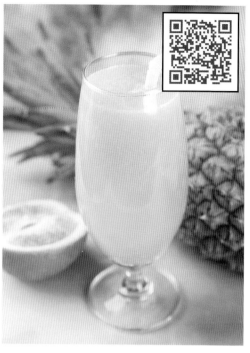

/营/养/功/效/

本品可有效降低血压、软化血管，适合高血压、动脉硬化患者饮用。

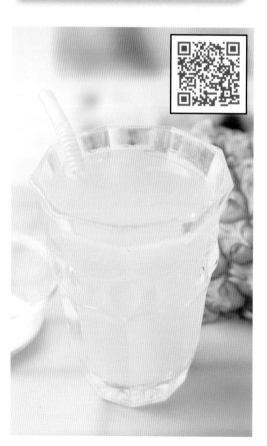

鲜榨菠萝汁

/ 原料 / 菠萝肉270克

/ 做法 /

1菠萝肉切小丁块。**2**取榨汁机，放入适量的菠萝肉块。**3**选择第一挡，榨出汁水。**4**分两次倒入余下的果肉，榨取菠萝汁。**5**将榨好的菠萝汁装入杯中即可。

/营/养/功/效/

菠萝具有改善血液循环、降血脂、消除水肿等功效，本品适合高血压患者经常饮用。

橙子

每日食用量　1~2个

● 营养成分

维生素C、柠檬酸、橙皮苷、维生素A、果胶等。

【降·压·功·效】

橙子富含维生素C和胡萝卜素，可以抑制致癌物质的形成，降低胆固醇和血脂，软化和保护血管，促进血液循环。橙子还富含钾，可排出体内多余的钠盐，有助于降低血压。

【食·用·禁·忌】

泌尿系结石的患者不可多吃。

【小·贴·士】

橙子美味但皮不好剥。剥橙子时用一个钢勺把橙子蒂部挖掉，挖一个比勺子略大的圈，然后把勺子贴着橙子皮插进去（勺子的弧度贴合橙子皮的弧度），一点一点撬开橙子的表皮即可。

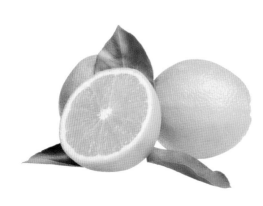

橙盅酸奶水果沙拉

/ 原料 / 橙子1个，猕猴桃肉35克，圣女果50克，酸奶30克

/ 做法 /

1 将备好的猕猴桃肉切小块；洗好的圣女果对半切开。2 洗净的橙子切去头尾，用雕刻刀从中间分成两半，取出果肉，制成橙盅，果肉改切小块。3 取一大碗，倒入圣女果、橙子肉块、猕猴桃肉混匀。4 另取一盘，放上橙盅，摆整齐，再盛入拌好的材料，浇上酸奶即可。

/ 营 / 养 / 功 / 效 /

猕猴桃含有的猕猴桃碱具有降低胆固醇等作用；橙子富含维生素C。本品有助于降血压、降血脂。

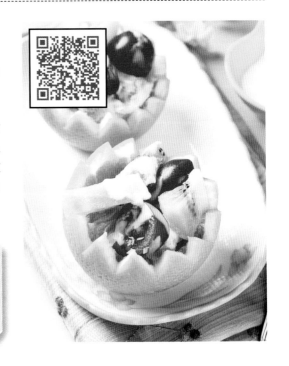

盐蒸橙子

/ 原料 / 橙子160克

/ 调料 / 盐少许

/ 做法 /

1洗净的橙子切去顶部，在果肉上插数个小孔，撒上少许盐，静置约5分钟，备用。**2**蒸锅上火烧开，放入橙子，盖上锅盖，用中火蒸约8分钟至橙子熟透。**3**揭开锅盖，取出蒸好的橙子，放凉后切成小块。**4**取出果肉，装入小碗中，淋入蒸碗中的汤水即可。

/营/养/功/效/

橙子能增加毛细血管的弹性，其所含的芳香味有镇静安神的作用，可改善高血压患者心慌的症状。

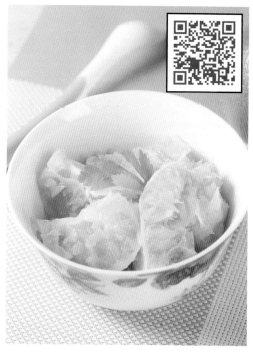

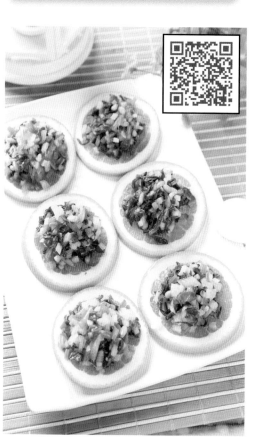

橙香果仁菠菜

/ 原料 / 菠菜130克，橙子250克，松子仁20克，凉薯90克

/ 调料 / 橄榄油5毫升，盐、白糖、食用油各适量

/ 做法 /

1洗净去皮的凉薯切碎；择洗好的菠菜切碎；洗净的橙子切厚片。**2**锅中注水，大火烧开，倒入凉薯、菠菜，焯煮至断生，捞出放入凉水中，再捞出沥干水分。**3**松子仁入油锅炒出香味，盛出。**4**焯好的食材装碗，倒入松子仁、盐、白糖、橄榄油，拌匀，装盘，放在橙子片上即可。

/营/养/功/效/

本品所用的均是低钠高钾食材，有保护心脏、降低血压的作用，特别适合高血压并发其他心脑血管疾病患者食用。

柠檬

每日食用量 1～2瓣

● 营养成分

钙、磷、铁、维生素A、维生素C、维生素P等。

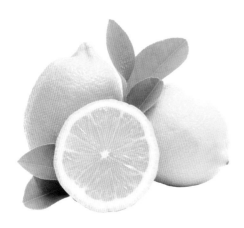

【降·压·功·效】

柠檬富含维生素C和维生素P，能缓解钙离子促使血液凝固，有助于降低血压，增强血管的弹性和韧性，预防和辅助治疗高血压、动脉硬化以及心肌梗死等心血管疾病。

【食·用·禁·忌】

牙痛者、胃及十二指肠溃疡或胃酸过多者不宜食用柠檬。

【小·贴·士】

餐后喝点柠檬水，有益于消化，而且柠檬汁的酸度较强，能快速杀死海产品中的细菌，很适宜与海产品同吃。

紫苏柠檬汁

/ 原料 / 紫苏叶300克，柠檬汁少许
/ 调料 / 冰糖40克
/ 做法 /

1 紫苏叶放入清水中洗净，捞出，备用。**2** 锅中注入适量清水烧开，放入紫苏叶，煮至变色，关小火，捞出紫苏叶。**3** 锅中加入少许冰糖，搅拌匀，煮至溶化，将柠檬汁挤入锅中。**4** 盛出煮好的紫苏柠檬汁即可。

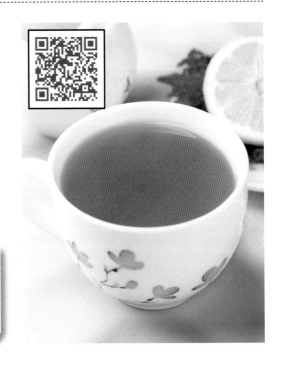

/营/养/功/效/

紫 苏可促进机体新陈代谢，柠檬能增强血管的弹性和韧性，本品对高血压患者有益。

芦荟柠檬汁

/ 原料 / 柠檬70克，芦荟60克

/ 调料 / 蜂蜜20克

/ 做法 /

1芦荟去皮，取出瓤肉；洗净的柠檬切成瓣儿，去除皮。**2**取榨汁杯，倒入芦荟、柠檬，注入适量的凉开水。**3**盖上盖，将榨汁杯安装在机座上，调转旋钮到1挡，开始榨汁。**4**待时间到，揭开盖，将蔬果汁倒入杯中，淋上备好的蜂蜜即可。

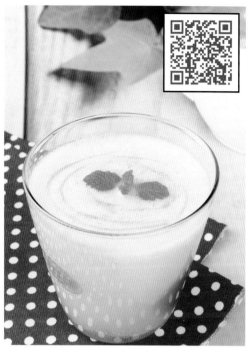

/营/养/功/效/

柠檬可降低胆固醇和血压；芦荟茶适合高血压患者食用。本品是高血压、高血脂患者的养生佳品。

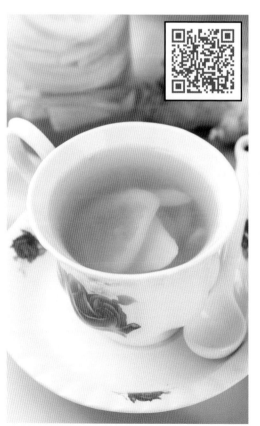

柠檬姜汤

/ 原料 / 柠檬70克，生姜30克

/ 调料 / 红糖适量

/ 做法 /

1洗净的生姜切片；洗净的柠檬切片。**2**取一个大碗，放入姜片和柠檬片，撒上适量的红糖，拌匀，至其溶化，静置约10分钟。**3**汤锅置火上，倒入腌好的材料，注入适量清水，盖上盖子，用中火煮约3分钟，至材料析出营养成分。**4**关火后揭盖，盛出煮好的姜汤，装入杯中即成。

/营/养/功/效/

柠檬含有维生素B$_2$、柠檬酸、苹果酸、钙、钾等营养成分，具有增强免疫力、降血压、保护血管等功效。

桑葚

每日食用量 50克

● 营养成分

蛋白质、纤维素、碳水化合物等。

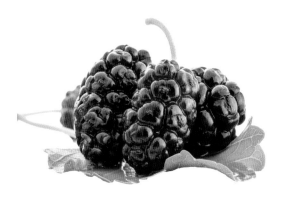

【降·压·功·效】

中医认为桑葚有滋补肝肾、补血养颜、生津止渴之功效，对于肝肾阴亏引发的高血压有一定的缓解功效；同时可缓解高血压患者常见的腰膝酸软、目暗耳鸣、津亏血少、口渴烦热、肠燥便秘等症状。

【食·用·禁·忌】

大便溏薄、脾虚腹泻者慎食。

【小·贴·士】

桑葚有黑、白两种鲜食，以紫黑色为补益上品。未成熟的桑葚不能吃。熬桑葚膏时忌用铁器。

草莓桑葚奶昔

/ 原料 / 草莓65克，桑葚40克，酸奶120克

/ 做法 /

1 洗净的草莓切小瓣；洗好的桑葚对半切开；冰块敲碎，呈小块状，备用。2 将酸奶装入碗中，倒入大部分的桑葚、草莓，用勺搅拌至酸奶完全裹匀草莓和桑葚。3 倒入冰块，搅拌匀。4 将拌好的奶昔装入杯中，点缀上剩余的草莓、桑葚即可。

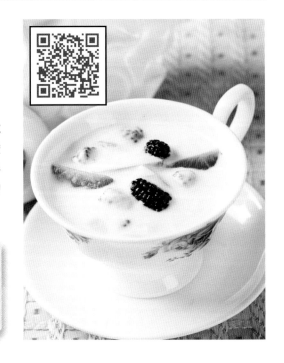

/营/养/功/效/

本品富含多种维生素C和钾，有助于降低血压、保护血管，还能预防便秘。

桑葚莲子银耳汤

/ 原料 / 桑葚干5克，水发莲子70克，水发银
　　　　耳120克

/ 调料 / 冰糖30克

/ 做法 /

❶洗好的银耳切成小块，备用。❷砂锅中注入适量清水烧开，倒入桑葚干，盖上锅盖，用小火煮15分钟，揭开锅盖，捞出桑葚，倒入洗净的莲子，加入切好的银耳。❸盖上锅盖，用小火再煮20分钟，至食材熟透。❹揭开锅盖，倒入冰糖，搅拌匀，用小火煮至冰糖溶化，盛出，装入碗中即可。

/营/养/功/效/

莲子中的生物碱能释放组织胺，使外周血管扩张，有助于降血压，本品适合高血压患者食用。

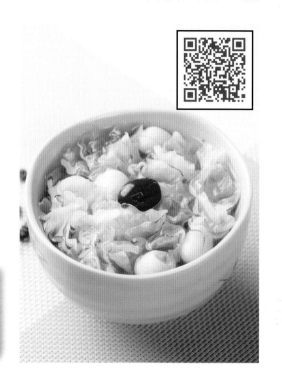

桑葚粥

/ 原料 / 桑葚干6克，水发大米150克

/ 做法 /

❶砂锅中注入适量清水烧开，放入洗净的桑葚干，盖上锅盖，用大火煮15分钟，至其析出营养成分。❷揭开锅盖，捞出桑葚，倒入洗净的大米，搅散。❸盖上锅盖，烧开后用小火续煮30分钟，至食材熟透。❹揭开锅盖，把煮好的桑葚粥盛出，装入碗中即可。

/营/养/功/效/

桑葚含多种维生素、微量元素等营养成分，具有补而不腻的特点，比较适合高血压患者食用。

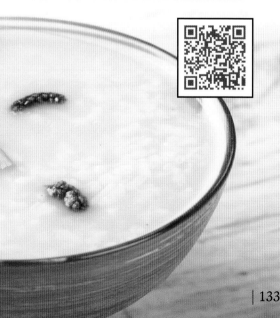

山楂

每日食用量 3~4个

● **营养成分**
三萜类、牡荆素、槲皮素、槲皮苷、有机酸等。

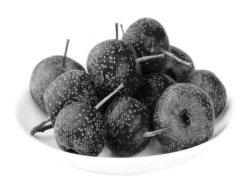

【降·压·功·效】

山楂所含的三萜类及黄酮类等成分，具有显著的扩张血管及降压作用，有增强心肌、抗心律不齐、调节血脂及胆固醇含量的功能。

【食·用·禁·忌】

消化性溃疡、胃酸过多者及孕妇应慎食山楂。

【小·贴·士】

山楂的有机酸含量较高，容易腐蚀牙齿表层的釉质，故应尽量少吃鲜果。煮山楂时，忌用铁、铜锅，以免破坏山楂的营养成分。

山楂酸梅汤

/ 原料 / 山楂90克，酸梅45克，谷芽10克，麦芽10克

/ 调料 / 冰糖30克

/ 做法 /

❶洗好的山楂切开，去核。❷砂锅中注水烧开，倒入洗好的谷芽、麦芽，加入酸梅，放入山楂块。❸盖上盖，烧开后用小火煮10分钟，至汤汁变成褐色。❹揭开盖，放入适量冰糖，拌匀，煮至冰糖溶化，再盛汤装碗即可。

/营/养/功/效/

山楂含有黄酮类和维生素C、胡萝卜素等物质，具有降血压、降血脂等作用，对高血压患者有益。

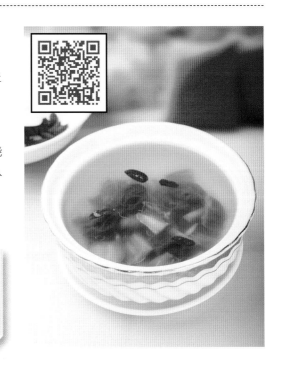

山楂三七粥

/ 原料 / 大米200克，上海青20克，山楂干10
　　　　克，三七2克

/ 做法 /

1洗净的上海青切小段，备用。2砂锅中注入
适量清水，倒入山楂干、三七，用大火稍煮一
会儿至药材析出有效成分。3倒入洗好的大
米，拌匀，盖上锅盖，用大火煮开后转小火煮
1小时至食材熟透。4揭开锅盖，倒入切好的
上海青，拌匀，煮约2分钟至熟，关火后盛出
煮好的粥，装入碗中即可。

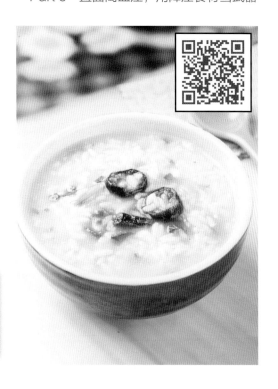

/营/养/功/效/

山楂有消食化积、降血压、增强免
疫力等功效；三七也有很好的降
压功效。本品对高血压患者有益。

胡萝卜山楂汁

/ 原料 / 胡萝卜80克，鲜山楂50克

/ 做法 /

1洗净的胡萝卜切成小丁块；洗好的山楂切
开，去除果核。2取榨汁机，选择搅拌刀座组
合，倒入切好的山楂、胡萝卜。3注入适量温
开水，盖上盖，选择"榨汁"功能，榨出蔬果
汁，装碗待用。4砂锅置火上，倒入汁水，盖
上盖，用中火煲煮2分钟至熟。5揭盖，搅拌
均匀，盛出煮好的汁水，滤入杯中即可。

/营/养/功/效/

本品具有清热解毒、增强免疫
力、降压降糖的功效，可用于
热毒疔疮、心火上炎、高血压、糖尿
病的防治。

五谷豆类

糙米

每日食用量 150克

● 营养成分

蛋白质、膳食纤维、维生素B₁、维生素B₂等。

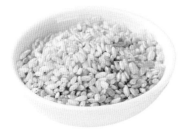

【降·压·功·效】

糙米中米糠和胚芽部分含有丰富的B族维生素和维生素E，能提高人体免疫功能，促进血液循环。此外，糙米还保留了大量膳食纤维，膳食纤维还能与胆汁中的胆固醇结合，促进胆固醇的排出。

【食·用·禁·忌】

消化不良者慎食。

【小·贴·士】

糙米口感较粗，质地紧密，煮前可以将其淘洗后用冷水浸泡过夜，然后连浸泡水一起放入高压锅，煮30分钟以上。

南瓜小米糙米糊

/ 原料 / 南瓜丁200克，水发小米160克，水发糙米140克

/ 做法 /

1 取豆浆机，倒入备好的糙米、小米、南瓜丁，注入适量清水，至水位线。2 盖上机头，选择"米糊"项目，再点击"启动"，待机器运转35分钟，煮成米糊。3 断电后取下机头，倒出煮好的米糊，装在小碗中即可。

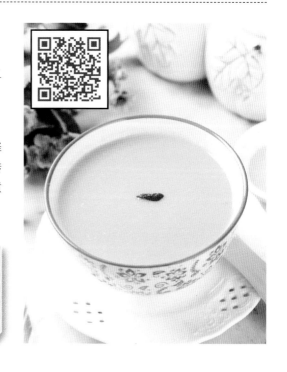

/营/养/功/效/

糙米能保持血管弹性，防止血管硬化，本品可保护血管，适合心脑血管患者经常食用。

西洋参糙米粥

/ 原料 / 糙米100克，淡竹叶1克，西洋参2
　　　 克，麦冬3克
/ 调料 / 冰糖少许
/ 做法 /

1砂锅中注水烧开，倒入淡竹叶拌匀，盖上锅盖，略煮一会儿至其析出有效成分。**2**揭开锅盖，将竹叶捞干净，倒入备好的糙米、麦冬、西洋参，搅拌均匀，盖上锅盖，烧开后转小火煮约90分钟至食材熟软。**3**揭开锅盖，倒入冰糖，搅至冰糖溶化。**4**盛出，装碗即可。

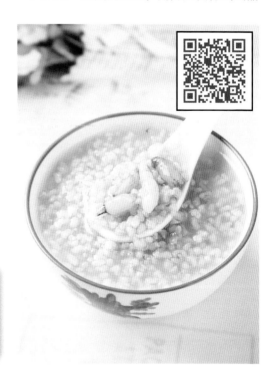

/营/养/功/效/

糙米可养胃消食、增强免疫力；西洋参有改善体质的功效。本品适合体虚型高血压患者食用。

红薯糙米饭

/ 原料 / 水发糙米220克，红薯150克
/ 做法 /

1将去皮洗净的红薯切丁。**2**锅中注水烧热，倒入洗净的糙米，拌匀，盖上盖，烧开后转小火煮约40分钟，至米粒变软。**3**揭盖，倒入红薯丁，搅散、拌匀，再盖上盖，用中小火煮约15分钟，至食材熟透。**4**揭盖，搅拌几下，关火后盛出煮好的糙米饭即可。

/营/养/功/效/

糙米含有B族维生素、维生素E、纤维素及钾、镁、锌、铁、锰等微量元素，不仅能提高人体免疫功能，促进血液循环，还能帮助缓解情绪，使人充满活力。

小米

每日食用量 100克

● 营养成分

胡萝卜素、葡萄糖、维生素B₁、维生素B₂等。

【降·压·功·效】

小米是高钾低钠的食物，钾能促进人体内部钠盐的代谢。小米中富含膳食纤维和钾，而含有的脂肪很少，可促进肠胃蠕动，有助于减少人体内的有害物质，调节人体血压。

【食·用·禁·忌】

体质虚寒、小便清长者应少食。

【小·贴·士】

小米多做粥食用，煮食前可将小米泡发1小时左右，再沥干，即可做成各种不同的食品。

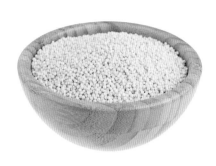

小米双麦粥

/ 原料 / 小米70克，荞麦80克，燕麦40克

/ 做法 /

1 砂锅中注水烧开，倒入泡好的小米。**2** 加入荞麦，倒入燕麦，拌匀。**3** 盖上盖，用大火煮开后转小火续煮30分钟至食材熟软。**4** 揭盖，搅拌一下，盛粥装碗即可。

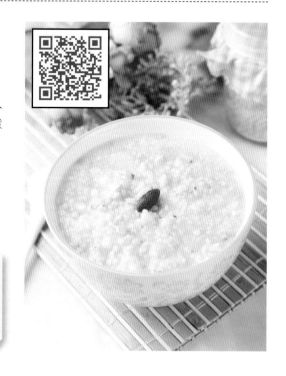

/营/养/功/效/

小米有益气补脾、降压补肾的作用；荞麦、燕麦可开胃宽肠。本品适合气虚型的高血压患者食用。

小米南瓜粥

/ 原料 / 水发小米90克，南瓜110克，葱花少许
/ 调料 / 盐2克，鸡粉2克
/ 做法 /

1将洗净去皮的南瓜切成粒，装入盘中。**2**锅中注清水烧开，倒入洗好的小米，搅匀。**3**盖上盖，烧开后用小火煮30分钟，至小米熟软。**4**揭盖，倒入南瓜，拌匀，盖上盖，用小火煮15分钟，至食材熟烂。**5**揭盖，放入鸡粉、盐，搅匀调味，盛粥装碗，撒上葱花即可。

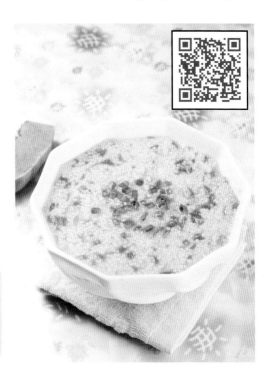

/营/养/功/效/

小米有补虚强身、调节血压的作用，南瓜能促进新陈代谢、保护血管；本品对高血压患者有益。

小米豆浆

/ 原料 / 水发黄豆120克，水发小米80克
/ 做法 /

1取备好的豆浆机，倒入泡发好的小米和黄豆，注入适量清水，至水位线即可。**2**盖上豆浆机机头，选择"五谷"程序，再选择"开始"键，待其运转约20分钟。**3**断电后取下机头，倒出煮好的小米豆浆，装入碗中即成。

/营/养/功/效/

小米具有调节血压、清热安神的作用，本品适合火气旺盛、头晕、头痛的高血压患者饮用。

玉米

每日食用量　100克左右

●营养成分

胡萝卜素、维生素E、钙、铁、铜、锌等。

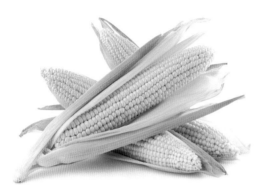

【降·压·功·效】

经测定，每100克玉米能提供近300毫克的钙，几乎与乳制品中所含的钙差不多。丰富的钙可起到降血压的功效。玉米含丰富的硒和卵磷脂、维生素E等，可降低血清胆固醇，减轻动脉硬化和脑功能衰退的程度，预防高血压、冠心病、卒中、老年痴呆症的发生。

【食·用·禁·忌】

遗尿、消化不良者不宜常食。

【小·贴·士】

吃玉米时应把玉米粒的胚尖全部吃掉，因为玉米的许多营养成分都集中在这里，玉米胚尖有增强人体新陈代谢、调节神经系统的功效。

苦瓜玉米粒

/ 原料 / 玉米粒150克，苦瓜80克，彩椒35克，青椒10克，姜末少许

/ 调料 / 盐少许，食用油、泰式甜辣酱各适量

/ 做法 /

1 洗净的苦瓜切菱形块；洗好的青椒、彩椒切丁。2 锅中注水烧开，倒入玉米粒、苦瓜块、彩椒丁、青椒丁焯水后捞出。3 用油起锅，撒上姜末爆香，倒入焯过水的食材，炒匀炒透。4 加盐、泰式甜辣酱炒至入味，盛出即可。

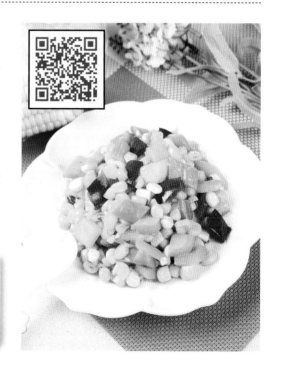

/营/养/功/效/

苦瓜和玉米都有较好的保护心脑血管的功效，本品可降压、降脂，适合高血压患者经常食用。

玉米黄瓜沙拉

/ 原料 / 去皮黄瓜100克，玉米粒100克，罗勒叶、圣女果各少许

/ 调料 / 沙拉酱10克

/ 做法 /

1洗净的黄瓜切粗条，改切成丁。**2**锅中注入适量清水烧开，倒入玉米粒，焯煮片刻。**3**关火，将焯煮好的玉米粒捞出，放入凉水中冷却。**4**捞出冷却的玉米，放入碗中，放入黄瓜，拌匀。**5**再倒入备好的盘中，挤上沙拉酱，放上罗勒叶、圣女果做装饰即可。

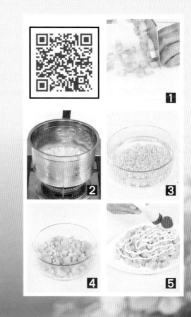

/营/养/功/效/

黄瓜含有纤维素，可以降低血液中胆固醇、甘油三酯的含量，本品对肥胖型高血压患者有益。

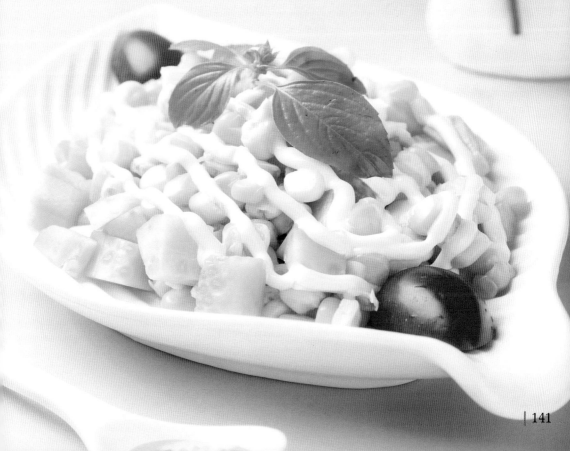

小麦

每日食用量 150克

● 营养成分

粗纤维、蛋白质、钙、磷、铁、维生素及烟酸等。

〖降·压·功·效〗

小麦中的膳食纤维具有排泄钠的作用，能有效调节血压，保护心脑血管，适合高血压患者经常食用。此外，伴有心血不足、心悸不安、多呵欠、失眠多梦、体虚、自汗、盗汗、多汗等症的高血压患者也宜食用。

〖食·用·禁·忌〗

脘腹胀满者慎食。

〖小·贴·士〗

新麦性热，陈麦性平，自古就有"麦吃陈，米吃新"的说法，存放时间长些的面粉比新磨的面粉的品质要好。

小麦粳米粥

/ 原料 / 小麦100克，粳米100克，红枣10颗
/ 调料 / 冰糖20克
/ 做法 /

1砂锅中注水烧开，倒入泡好的小麦，煮开后转中火续煮15分钟至熟，捞出，锅中留下小麦汁。2小麦汁用大火煮开，倒入泡好的粳米、红枣拌匀。3用大火煮开后转小火续煮30分钟至食材熟透。4加入冰糖，搅拌至溶化，关火后盛出煮好的粥，装碗即可。

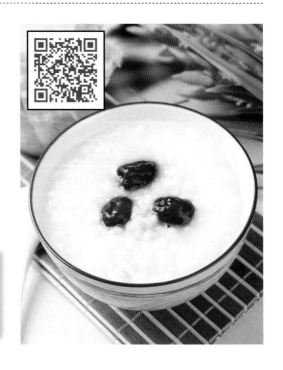

/营/养/功/效/

小 麦和粳米均含丰富的纤维素，可保护血管，排出血液垃圾，本品是高血压患者日常饮食的佳品。

小麦玉米豆浆

/ 原料 / 小麦40克，玉米30克，水发黄豆60克

/ 调料 / 白糖适量

/ 做法 /

1把洗净的玉米、小麦、黄豆倒入豆浆机中。
2注入适量清水，至水位线即可。3盖上豆浆机机头，选择"五谷"程序，再选择"开始"键，开始打浆，待豆浆机运转约15分钟，即成豆浆。4将豆浆机断电，取下机头，将豆浆盛入碗中，加白糖，搅拌片刻至白糖溶化即可。

/营/养/功/效/

小麦有益气、养心安神、去烦助眠等功效，本品可帮助高血压患者减轻头痛、心烦、失眠等症状。

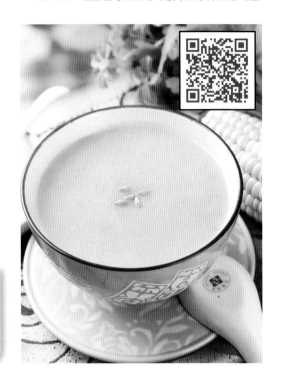

小麦糯米粥

/ 原料 / 小麦100克，糯米100克

/ 调料 / 冰糖20克

/ 做法 /

1砂锅中注入适量清水烧开。2放入洗净的小麦和糯米，搅拌匀。3盖上锅盖，烧开后转小火煮约80分钟，至食材熟透。4揭开锅盖，放入适量冰糖，搅拌匀，用中火煮至溶化，关火后盛出煮好的糯米粥，装在碗中即可。

/营/养/功/效/

本品为低钠、低脂肪食品，且富含纤维素和维生素，可辅助高血压病情的治疗。

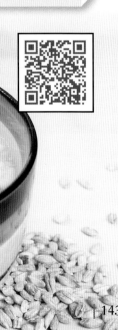

燕麦

每日食用量　40克

● 营养成分

亚油酸、氨基酸、维生素E及钙等。

〖降·压·功·效〗

燕麦是谷物中唯一含有皂苷素的作物，可以调节人体的肠胃功能，降低血液中的胆固醇，降低血压，常食可有效地预防高血压、高血脂等心脑血管疾病。燕麦富含膳食纤维，能促进肠胃蠕动，利于排便，热量低，升糖指数低，降脂降糖作用显著。

〖食·用·禁·忌〗

消化不良者慎食。

〖小·贴·士〗

挑选燕麦以大小均匀、质实饱满、有光泽、无虫蛀的为佳。密封后放在阴凉干燥处保存。

南瓜糯米燕麦粥

/ 原料 / 水发燕麦120克，水发糯米90克，南瓜80克

/ 调料 / 白糖4克

/ 做法 /

❶洗净的南瓜切开，去皮，再切成小块，备用。❷砂锅中注入适量清水烧热，倒入燕麦、糯米，再放入南瓜，搅拌均匀。❸盖上锅盖，烧开后用小火煮约40分钟。❹揭开锅盖，加入白糖拌匀，煮至白糖溶化，装碗即可。

/营/养/功/效/

本品富含钙和多种维生素，不仅有助于控制血压，还能帮助减少患心脑血管疾病的风险。

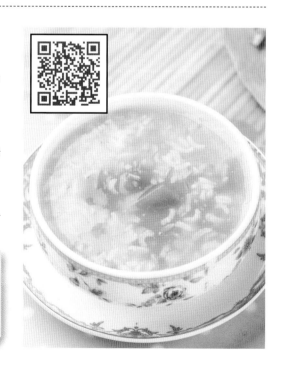

燕麦豆浆

/ 原料 / 水发黄豆120克，燕麦40克

/ 调料 / 白糖少许

/ 做法 /

1取准备好的豆浆机，倒入浸泡好的黄豆、燕麦。**2**注入清水至水位线即可。**3**盖上豆浆机机头，选择"五谷"程序，再选择"开始"键，待其运转约15分钟。**4**断电后取下机头，倒出煮好的豆浆，装入碗中。**5**加入少许白糖，拌匀即可。

/营/养/功/效/

燕 麦含有膳食纤维、叶酸、钾、铁、铜等营养成分，有促进消化、降血压、降胆固醇等功效。

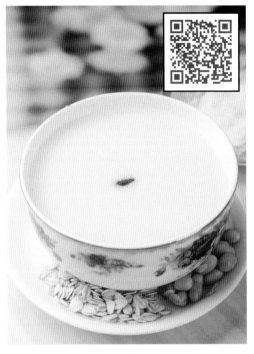

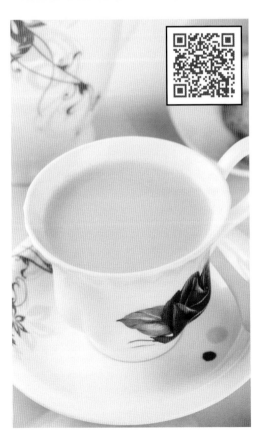

栗子燕麦豆浆

/ 原料 / 水发黄豆55克，水发燕麦40克，板栗肉20克

/ 做法 /

1洗净的板栗切小块；在碗中倒入已浸泡4小时的燕麦、已浸泡8小时的黄豆，加清水搓洗干净，倒入滤网，沥干水分。**2**把黄豆、燕麦、板栗倒入豆浆机中，注入清水，至水位线即可。**3**开始打浆，待豆浆机运转20分钟，即成豆浆。**4**把煮好的豆浆倒入滤网，滤取豆浆，倒入杯中，用汤匙捞去浮沫即可。

/营/养/功/效/

黄 豆富含大豆皂苷，不含胆固醇，可降低人体胆固醇及防止体内脂肪过剩，对高血压患者有益。

黄豆

每日食用量 40克

● 营养成分

膳食纤维、亚油酸、维生素E、钾、钙、铁等。

〖降·压·功·效〗

黄豆含有一种特殊成分——异黄酮，能降低血压和胆固醇，可预防高血压及血管硬化。中医认为，黄豆可健脾益气、宽中润燥、补血利水、降低胆固醇。

〖食·用·禁·忌〗

消化功能不良、胃脘胀痛、腹胀等患者应少食。

〖小·贴·士〗

黄豆为荚豆科植物大豆的种子，蛋白质的含量比猪肉高2倍，是鸡蛋含量的2.5倍。黄豆蛋白质的含量不仅高，而且质量好，故黄豆有"田中之肉""植物蛋白之王"等赞誉，是数百种天然食物中最受营养学家推崇的。

黄豆白菜炖粉丝

/ 原料 / 熟黄豆150克，水发粉丝200克，白菜120克，姜丝、葱段各少许
/ 调料 / 盐2克，鸡粉少许，生抽5毫升，食用油适量
/ 做法 /

1 洗净的白菜切粗丝。2 用油起锅，撒上姜丝、葱段爆香，倒入白菜丝炒软，淋入生抽。3 注清水煮沸，倒入洗净的黄豆，加盐、鸡粉调味，煮5分钟。4 倒入粉丝煮至熟软，装碗即可。

/营/养/功/效/

黄豆的脂肪以不饱和脂肪酸居多，有降胆固醇、软化血管的功效，本品对高血压患者非常有益。

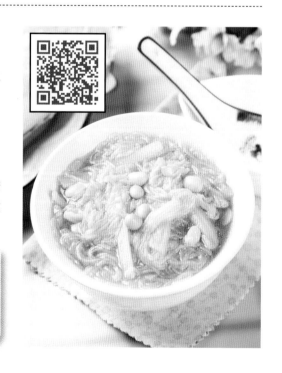

小米黄豆粥

/ 原料 / 小米50克，水发黄豆80克，葱花少许

/ 调料 / 盐2克

/ 做法 /

1 砂锅中注入适量清水，烧开，倒入洗净的黄豆。2 再加入泡发好的小米，用锅勺将锅中食材搅拌均匀。3 盖上锅盖，大火烧开后，转小火煮30分钟。4 揭开锅盖，搅拌一会儿。5 加入适量盐，快速拌匀至入味，关火，盛出煮好的小米黄豆粥，装碗，再放上葱花即可。

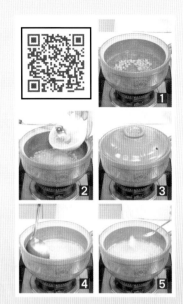

/营/养/功/效/

小米含多种维生素，能抑制血管收缩，有效降血压，防治动脉硬化，是高血压患者的健康食品。

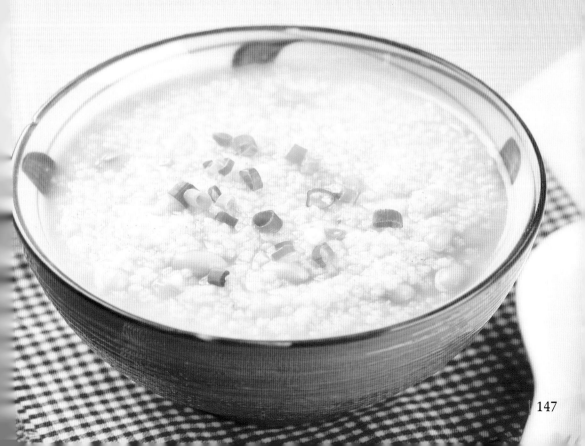

坚果类

核桃

每日食用量 4颗

● 营养成分

亚油酸、维生素E、钾、钠、钙、铁、磷等。

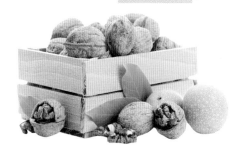

【降·压·功·效】

核桃含有亚油酸和大量的维生素E，可提高细胞的生长速度，减少动脉硬化、高血压、心脏病等疾病的发生，是养颜益寿的上佳食品，而且核桃中所富含的镁、钾元素是高血压患者不可或缺的营养素，能降胆固醇、稳定血压。

【食·用·禁·忌】

肺脓肿、慢性肠炎患者不宜食用核桃。

【小·贴·士】

建议不要将核桃仁表面的褐色薄皮剥掉，这样会损失一部分营养。

人参核桃甲鱼汤

/ 原料 / 甲鱼500克，核桃20克，人参8克，五味子8克，甘草3克，淮山3克，杏仁10克，陈皮、葱段、姜片各少许

/ 调料 / 料酒10毫升，盐2克，鸡粉2克，胡椒粉少许

/ 做法 /

1锅中注水烧开；倒入甲鱼，放入葱段，淋料酒氽水，捞出。2砂锅中注水烧开，放入姜片、核桃和药材。3倒入甲鱼，淋入料酒拌匀，煮1小时。4加盐、鸡粉、胡椒粉调味，装碗即可。

/ 营/养/功/效 /

人参能增强心肌收缩力，增加心输出量与冠脉血流量，对预防心脑血管疾病有一定的作用。

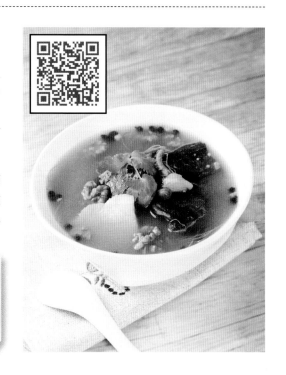

当归黄芪核桃粥

/ 原料 / 当归7克，黄芪6克，核桃仁20克，枸杞8克，水发大米160克

/ 做法 /

1 砂锅中注入适量清水烧开，放入洗净的黄芪、当归，盖上锅盖，用小火煮15分钟，至其析出有效成分，揭开锅盖，捞去药渣。**2** 放入洗好的核桃仁、枸杞，倒入洗净的大米。**3** 盖上锅盖，用小火再煮30分钟，至大米熟透。**4** 揭开锅盖，搅拌片刻，关火后将煮好的粥盛出，装入碗中即可。

/营/养/功/效/

黄 芪有降低血液黏稠度、保护心脏及双向调节血压的作用。本品适合高血压并发冠心病患者食用。

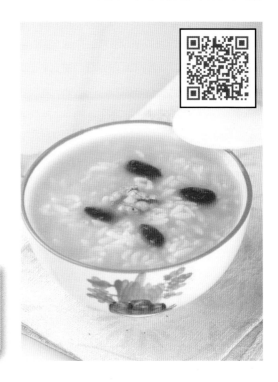

核桃杏仁豆浆

/ 原料 / 水发黄豆80克，核桃仁、杏仁各25克

/ 调料 / 冰糖20克

/ 做法 /

1 将已浸泡8小时的黄豆倒入碗中，加水，用手搓洗干净，沥干水分。**2** 把洗净的黄豆、核桃仁、杏仁、冰糖倒入豆浆机中，注入适量清水，至水位线即可。**3** 选择"五谷"程序，再选择"开始"键，开始打浆，待豆浆机运转约15分钟，即成豆浆。**4** 将豆浆机断电，取下机头，把豆浆倒入滤网，滤取豆浆，装碗即可。

/营/养/功/效/

本 品可为高血压患者补充丰富的营养，改善体质，预防并发症的发生。

榛子

每日食用量 90克

● 营养成分

蛋白质、脂肪、胡萝卜素、维生素、氨基酸等。

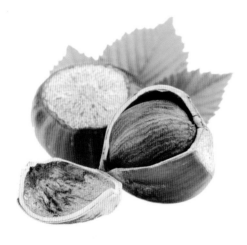

〖降·压·功·效〗

榛子的维生素E含量高达36%，能有效延缓衰老、防治血管硬化、润泽肌肤。榛子富含不饱和脂肪酸，一方面可以促进胆固醇的代谢，另一方面可以软化血管，维持毛细血管的健康，从而预防和治疗高血压、动脉硬化等心脏血管疾病。榛子还有促进消化、增进食欲、提高记忆力、防止衰老的功效。

〖食·用·禁·忌〗

胆功能严重不良者应慎食。

〖小·贴·士〗

榛子以个大圆整、壳薄白净、出仁率高、干燥、含油量高者为佳。用密封塑料袋扎紧，放阴凉处保存即可。

榛子枸杞桂花粥

/ 原料 / 水发大米200克，榛子仁20克，枸杞7克，桂花5克

/ 做法 /

1 砂锅中注入清水烧开，倒入洗净的大米，搅拌均匀，使米粒散开。2 盖上锅盖，煮沸后用小火煮约40分钟至大米熟透。3 揭开锅盖，倒入备好的榛子仁、枸杞、桂花，拌匀。4 盖上锅盖，用小火续煮15分钟，至米粥浓稠，揭开锅盖，搅拌均匀，关火后装入碗中即可。

/营/养/功/效/

榛子含有蛋白质、不饱和脂肪酸、胡萝卜素等营养成分，有助于健脾胃、降压、降脂。

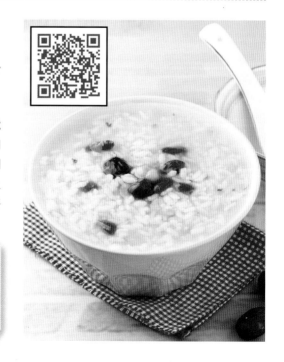

榛子红豆粳米粥

/ 原料 / 水发粳米30克，水发红豆30克，榛子
仁30克，玉米粒10克

/ 做法 /

1️⃣榛子仁对半切开。2️⃣将红豆、粳米、玉米粒倒
入焖烧罐中，注入刚煮沸的清水至八分满。3️⃣旋
紧盖子，摇晃片刻，静置1分钟，使得食材和焖
烧罐充分预热。4️⃣揭盖，将开水倒出，接着倒入
榛子仁。5️⃣再次注入刚煮沸的清水至八分满，摇
晃片刻，静置焖烧3个小时。6️⃣揭盖，充分搅拌
片刻，将焖好的粥盛入碗中即可。

/营/养/功/效/

榛子有助于保护心脑血管；红豆
可以清热祛湿，消肿解毒。高
血压患者食用本品有益身体健康。

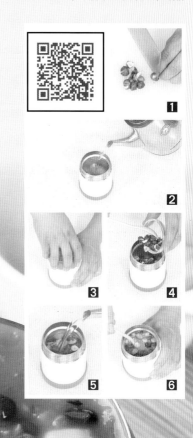

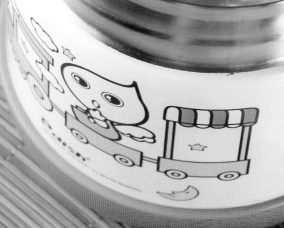

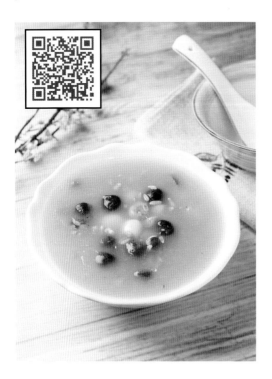

榛子莲子燕麦粥

/ 原料 / 水发莲子60克，榛子仁20克，水发燕麦80克

/ 做法 /

1 砂锅中注入适量清水烧开，倒入备好的莲子、榛子仁。2 放入洗净的燕麦。3 盖上盖，煮沸后用小火煮1小时至食材熟透。4 揭盖，搅拌均匀，关火后将煮好的粥盛出装碗即可。

/营/养/功/效/

莲子可清心安神；榛子有利于软化血管；燕麦可润肠通便；本品适合高血压患者食用。

/营/养/功/效/

榛子有助于降低人体内的胆固醇；小米清热滋阴，补养气血；本品有助于高血压患者的调养。

榛子小米粥

/ 原料 / 榛子45克，水发小米100克，水发大米150克

/ 做法 /

1 将榛子放入杵臼中，研磨成碎末，倒入小碟子中。2 砂锅中注水烧开，倒入洗净的大米、小米，拌匀。3 盖上盖，用小火煮40分钟，至米粒熟透。4 揭开锅盖，搅拌片刻，关火后盛粥装碗，放入榛子碎末即可食用。

杏仁榛子豆浆

/ 原料 / 榛子8克，杏仁8克，水发黄豆50克

/ 做法 /

1 将已浸泡8小时的黄豆倒入碗中，注入清水，搓洗干净。**2** 黄豆倒入滤网，沥干水分。**3** 将杏仁、榛子、黄豆倒入豆浆机中，注入清水至水位线。**4** 盖上豆浆机机头，选择"五谷"程序，再选择"开始"键，开始打浆，待豆浆机运转约15分钟，即成豆浆。**5** 断电，取下机头，把豆浆倒入滤网，滤取豆浆，装碗即可。

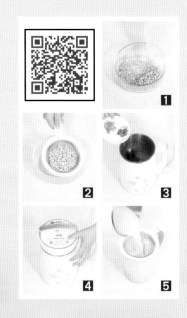

/营/养/功/效/

本 品有保持血管弹性、降低血液中胆固醇浓度的作用，对高血压、冠心病等具有一定的食疗作用。

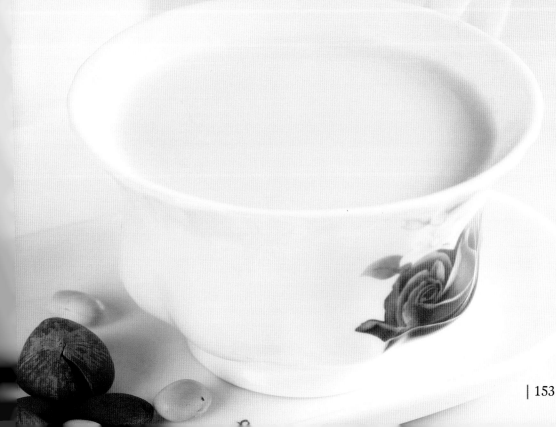

板栗

每日食用量　6~7粒

● 营养成分

糖类、蛋白质、脂肪、多种维生素和无机盐等。

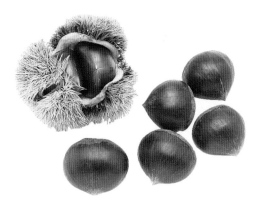

【降·压·功·效】

栗子所含的矿物质很全面，有钾、镁、铁、锌、锰等，虽然达不到榛子、瓜子那么高的含量，但仍然比苹果、梨等普通水果高得多，尤其是含钾突出，比富含钾的苹果还高4倍，而钾可有效地预防和辅助治疗高血压、冠心病、动脉硬化等心血管疾病。

【食·用·禁·忌】

便秘者、产妇、幼儿不宜常食。

【小·贴·士】

栗子的营养保健价值虽然很高，但也需要食用得法。栗子不能一次大量吃，吃多了容易胀肚，每天只需吃6~7粒，坚持下去就能达到很好的滋补效果。

润肠板栗燕麦粥

/ 原料 / 板栗肉50克，小米50克，燕麦70克
/ 调料 / 冰糖20克
/ 做法 /

1 砂锅中注水，倒入板栗肉，盖上锅盖，用大火煮开，揭开锅盖，放入燕麦，拌匀。2 盖上锅盖，用大火煮开后转小火续煮40分钟至食材熟软。3 揭开锅盖，加入泡好的小米，拌匀，盖上锅盖，小火续煮30分钟至熟。4 揭开锅盖，加入冰糖，搅拌至溶化，盛出即可。

/营/养/功/效/

小 米具有防止消化不良、补脾强身等功效，还可改善因脾虚肾虚而导致的高血压病情。

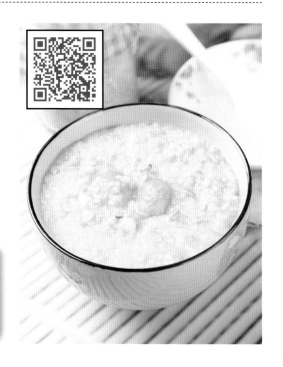

板栗雪梨稀粥

/ 原料 / 水发米碎100克，雪梨75克，板栗肉
　　　　40克

/ 做法 /

1 洗净的板栗肉切碎；洗好去皮的雪梨去核，切小块。**2** 取榨汁机，选择搅拌刀座组合，倒入雪梨块，注入少许温开水，盖好盖。**3** 选择"榨汁"功能，榨取汁水。**4** 断电后倒出汁水，滤入碗中，待用。**5** 砂锅中注水烧开，倒入板栗肉、米碎，拌匀，盖上盖，烧开后用小火煮约30分钟至熟。**6** 揭开盖，倒入雪梨汁，拌匀，用大火煮至沸，盛粥装碗即可。

/营/养/功/效/

雪梨有软化血管、促进血液循环的作用，搭配板栗与大米，本品对高血压有一定的辅助治疗作用。

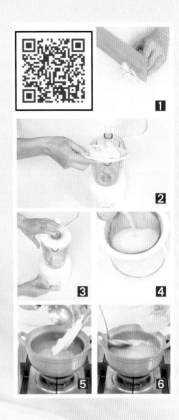

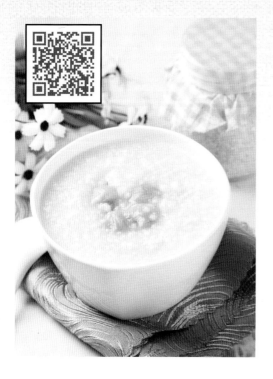

板栗二米粥

/ 原料 / 大米100克，小米80克，熟板栗80克

/ 做法 /

1砂锅中注水烧开，倒入泡好的大米、小米，拌匀。**2**盖上盖，用大火煮开后转小火续煮30分钟至食材熟软。**3**揭盖，加入熟板栗，拌匀。**4**盖上盖，续煮20分钟至熟，关火后盛粥装碗即可。

/营/养/功/效/

本品含有丰富的膳食纤维，有助于人体内有害物质的排出，对高血压有一定的缓解作用。

/营/养/功/效/

本品有润肠通便、减少肠胃有害物质、预防高血压的作用，是高血压患者的健康食品。

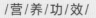

桂花红薯板栗甜汤

/ 原料 / 红薯100克，板栗肉120克，桂花少许

/ 调料 / 冰糖适量

/ 做法 /

1洗好去皮的红薯切成小块。**2**砂锅中注水烧开，放入板栗肉、红薯块，盖上盖，用小火煮约30分钟至食材熟透。**3**揭盖，撒上桂花，放入冰糖，拌匀。**4**再盖上盖，续煮5分钟，至食材入味。**5**关火后揭盖，拌匀，盛出甜汤即可。

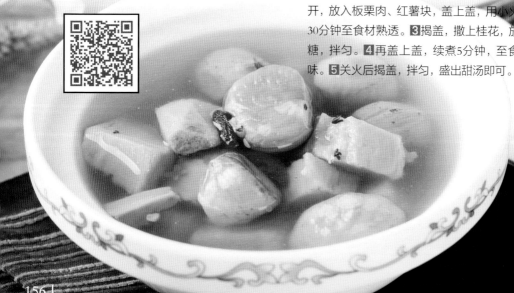

田七板栗排骨汤

/ 原料 / 排骨段270克，板栗肉160克，胡萝卜120克，人参片、田七粉、姜片各少许

/ 调料 / 盐2克，鸡粉2克，料酒适量

/ 做法 /

1 洗净的板栗肉对半切开。2 洗好去皮的胡萝卜切滚刀块。3 锅中注水烧开，倒入排骨段，淋入料酒汆去血水，捞出。4 砂锅中注水烧热，倒入排骨、板栗，撒上姜片。5 淋入料酒拌匀，烧开后用小火煮20分钟。6 倒入胡萝卜，放入人参片、田七粉，拌匀，烧开后转小火煮30分钟。7 加盐、鸡粉，煮至入味，盛出即可。

/营/养/功/效/

本 品含有多种有益于心血管的营养素，对高血压、冠心病、动脉硬化等疾病有一定的食疗作用。

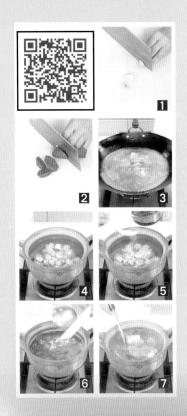

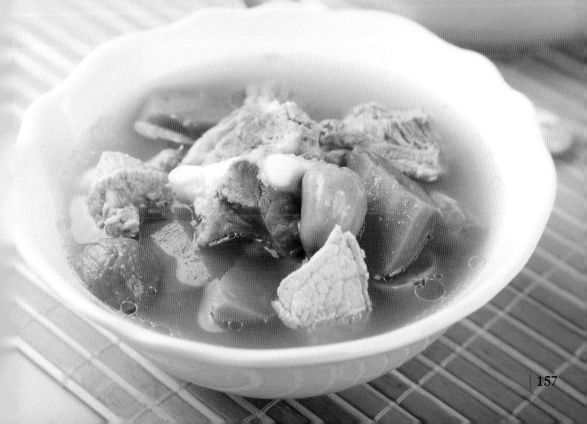

杏仁

每日食用量 20克

● 营养成分
蛋白质、脂肪、钙、磷、铁等矿物质等。

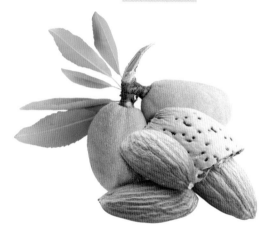

〖降·压·功·效〗

杏仁含有丰富的不饱和脂肪酸，有益于心脏健康；含有维生素E等抗氧化物质，能预防疾病和抗早衰。杏仁含有丰富的黄酮类和多酚类成分，这种成分不但能够降低人体内胆固醇的含量，还能显著降低心脑血管疾病和很多慢性病的发病危险。

〖食·用·禁·忌〗

急、慢性肠炎患者不宜食用。

〖小·贴·士〗

宜选购壳不分裂、不发霉或染色的杏仁，购买的杏仁颜色要均匀统一，优质新鲜的杏仁气味香甜。杏仁宜放在密封的盒子里保存。

月季花杏仁粥

/ 原料 / 水发大米140克，杏仁25克，月季花少许

/ 调料 / 白糖4克

/ 做法 /

❶砂锅中注水烧热，倒入洗净的大米、杏仁。❷盖上锅盖，用大火烧开后转小火煮约40分钟。❸揭开锅盖，撒上洗净的月季花，搅拌匀，转大火，再煮约5分钟，至其散出花香味。❹加入少许白糖，拌至糖分溶化，盛粥装碗即可。

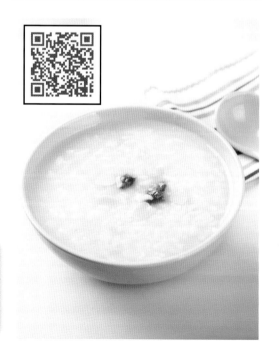

/营/养/功/效/

本品有滋养气血、降低人体胆固醇的作用，高血压患者适当食之有益身体健康。

甜杏仁绿豆海带汤

/ 原料 / 甜杏仁20克，绿豆100克，海带丝30
　　　 克，玫瑰花6克

/ 做法 /

1砂锅中注水烧开，倒入甜杏仁、泡好的绿
豆，拌匀。2盖上锅盖，用大火煮开后转小火
续煮30分钟至食材熟软。3揭开锅盖，加入海
带丝、玫瑰花，拌匀。4盖上锅盖，续煮约15
分钟，至食材熟透。5关火，盛出煮好的汤装
碗即可。

/营/养/功/效/

本品有助于清除堆积在血管壁中
的胆固醇和脂肪，是高血压患
者的理想食品。

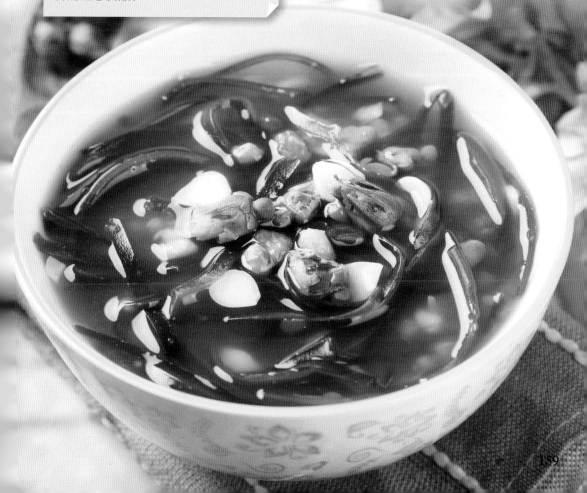

杏仁大米汤

/ 原料 / 水发大米100克，杏仁50克
/ 调料 / 冰糖适量
/ 做法 /

1 取榨汁机，选择搅拌刀座组合，倒入杏仁、洗净的大米及纯净水，盖上盖子。**2** 选择"榨汁"功能，搅拌一会儿，至米粒成浆。**3** 砂锅置火上，滤入米浆，煮至材料熟透。**4** 揭开锅盖，加入适量冰糖，拌匀，煮至溶化，盛汤装碗即可。

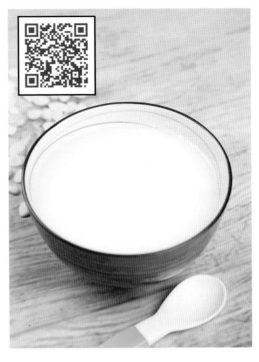

/营/养/功/效/

本 品中的可溶性膳食纤维有助于排出人体肠道内多余的胆固醇，适合高血压患者食用。

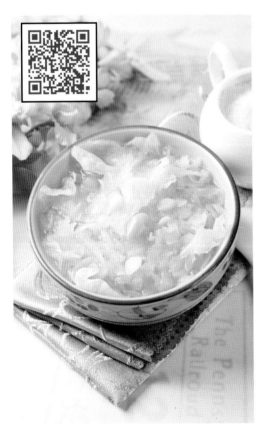

白果杏仁银耳羹

/ 原料 / 杏仁30克，水发银耳250克，白果10颗
/ 调料 / 白糖20克
/ 做法 /

1 砂锅中注水烧开，倒入切好的银耳，拌匀。**2** 加盖，用大火煮开后转小火续煮40分钟至熟透。**3** 放入杏仁、白果，拌匀，盖上锅盖，续煮20分钟至食材熟软。**4** 揭开锅盖，倒入白糖，拌匀至白糖溶化，盛出煮好的甜汤，装碗即可。

/营/养/功/效/

银 耳可滋阴润燥、清热泻火，还能降压降脂，本品对阴虚火旺的高血压患者有很好的食疗效果。

山药杏仁银耳羹

/ 原料 / 水发银耳180克，山药220克，杏仁25克
/ 调料 / 白糖4克，水淀粉适量
/ 做法 /

1 将去皮洗净的山药切开，再切薄片；洗好的银耳切成小朵。**2** 锅中注入适量清水烧热，倒入山药片，放入洗净的杏仁，倒入切好的银耳，拌匀。**3** 盖上锅盖，烧开后转小火煮约15分钟，至食材熟透，揭开锅盖，加入适量白糖，搅拌一小会儿。**4** 再用水淀粉勾芡，装碗即可。

/营/养/功/效/

山 药滋阴作用较好，尤其适合脾虚、肾阴不足者，本品对火气旺盛导致的高血压有一定的食疗效果。

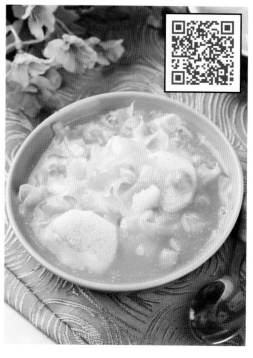

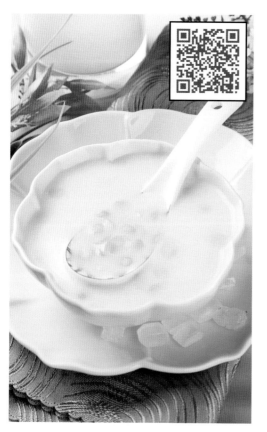

牛奶杏仁露

/ 原料 / 牛奶300毫升，杏仁50克
/ 调料 / 冰糖20克，水淀粉50毫升
/ 做法 /

1 砂锅中注水烧开，倒入杏仁，拌匀，盖上锅盖，大火煮开后转小火续煮15分钟至熟。**2** 揭开锅盖，加入冰糖，搅拌至溶化。**3** 倒入牛奶，拌匀，用水淀粉勾芡。**4** 稍煮片刻，搅拌至浓稠状，关火后盛出煮好的杏仁露，装碗即可。

/营/养/功/效/

杏 仁、牛奶同食，可益气补虚、补脑安神，本品适合体质虚弱的老年高血压患者食用。

松子

每日食用量 20-30克

● 营养成分

蛋白质、钙、磷、铁和不饱和脂肪酸等。

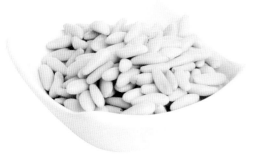

【降·压·功·效】

松子是很好的蛋白质和食物纤维来源，而且松子维生素K含量之高在坚果中独一无二，有助骨骼和动脉健康。松子的镁、钾含量也不少，有助降血压和保持心脏健康。

【食·用·禁·忌】

腹泻患者慎食。

【小·贴·士】

松子油性较大，且属于高热量食品（每100克松子可以在体内转换成近700千卡的热量），所以，吃得太多会使体内脂肪增加，每天食用松子的量以20～30克为宜。

松子胡萝卜丝

/ 原料 / 胡萝卜250克，松子仁10克

/ 调料 / 盐3克，鸡粉2克，白糖、食用油各适量

/ 做法 /

1 洗净去皮的胡萝卜切成片，再切成丝，备用。2 用油起锅，倒入松子仁，拌匀，炸至变色，捞出，沥干油，装入盘中，备用。3 锅底留油，放入胡萝卜，加入盐、鸡粉、白糖，炒匀调味。4 装入盘中，撒上松子仁即可。

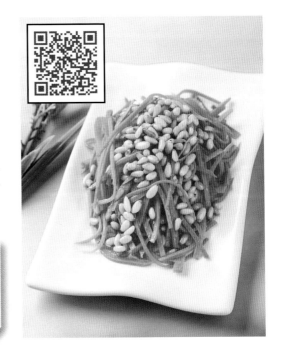

/ 营 / 养 / 功 / 效 /

本品含有多种有益于心血管的营养素，对高血压、冠心病、动脉硬化等疾病有一定的食疗作用。

松子豌豆炒香干

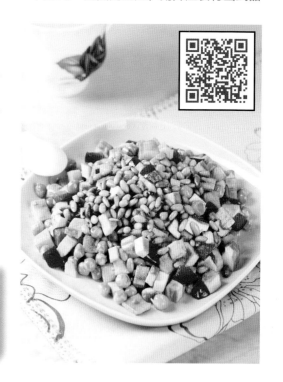

/ 原料 / 香干300克，彩椒20克，松子仁15克，豌豆120克，蒜末少许

/ 调料 / 盐3克，鸡粉2克，料酒4毫升，生抽3毫升，水淀粉、食用油各少许

/ 做法 /

1洗净的香干、彩椒切小块。**2**沸水中加盐、食用油，倒入豌豆、香干、彩椒焯水后捞出；松子仁入油锅略炸捞出。**3**蒜末入油锅爆香，倒入焯过水的材料炒匀，加盐、鸡粉、料酒。**4**加生抽、水淀粉炒匀，装盘，放上松子仁即可。

/营/养/功/效/

豌 豆有保持血管弹性、健脑益智等功效，本品对高血压并发脑血管疾病有一定的防治功效。

松子仁粥

/ 原料 / 水发大米110克，松子仁35克

/ 调料 / 白糖4克

/ 做法 /

1砂锅中注水烧开，倒入大米拌匀。**2**加入松子仁拌匀，烧开后用小火煮30分钟。**3**加入白糖煮至溶化，盛出即可。

/营/养/功/效/

松 子具有强壮筋骨、消除疲劳、软化血管、益智健脑等功效，本品适合高血压并发脑血管病患者。

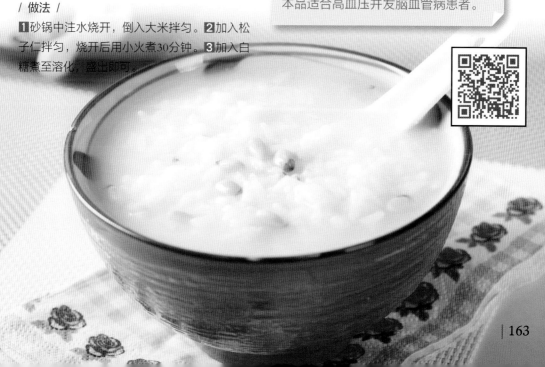

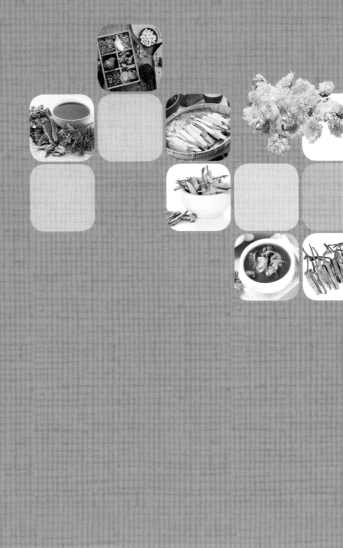

Part

4

远离高血压，见证降压药膳的神奇

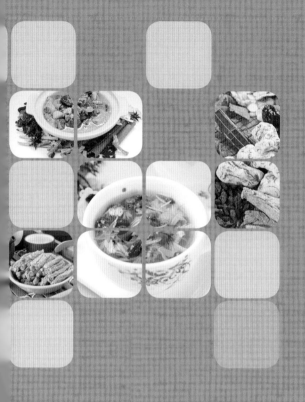

中医是老祖宗给我们留下的无价之宝，其中蕴含着很多令人赞叹的智慧，中医治疗高血压讲究天人合一，遵循自然之道。本章主要介绍对高血压患者有帮助的降压药材及相应的养生食方，高血压患者将降压食材与这些降压药材结合食用，对控制高血压很有帮助。

川芎

每日食用量 3~10克

● **性味归经**

性温，味辛。归肝、胆、心经。

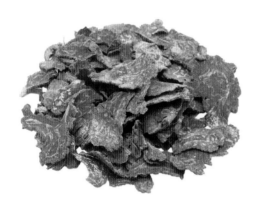

‖有·效·成·分‖

挥发油、生物碱、酚性物质、有机酸、苯酞内酯等。

‖降·压·功·效‖

川芎含有易挥发的油状生物碱、酚酸类化合物、川芎内脂，能扩张冠状动脉，降低心肌耗氧量，降低外周血管阻力，从而降低血压，预防血栓形成，可用于防治心脑血管疾病。

‖注·意·事·项‖

月经过多、出血性疾病、阴虚火旺者均不宜用川芎。

‖小·贴·士‖

川芎根茎表面为黄褐色至黄棕色，粗糙皱缩，有多数平行隆起的轮节。

川芎白芷鱼头汤

/ 原料 / 川芎10克，白芷9克，姜片20克，鲢鱼头350克

/ 调料 / 鸡粉2克，盐2克，料酒10毫升，食用油适量

/ 做法 /

1 用油起锅，放入姜片炒香。2 倒入处理好的鲢鱼头，煎至两面呈焦黄色，盛出备用。3 砂锅中注水烧开，放入川芎、白芷，用小火煮15分钟。4 放入鲢鱼头、料酒，用小火续煮至食材熟透，加入盐、鸡粉，拌匀即可。

/营/养/功/效/

川芎中含有可扩张冠状动脉、降低血压的成分，本品对老年发高血压患者有一定的食疗作用。

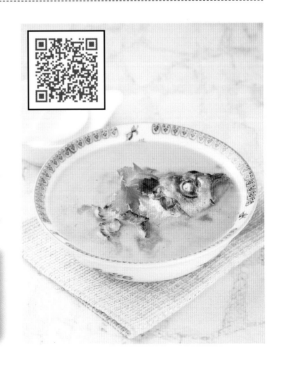

三七

每日食用量　3～9克

● 性味归经

性温，味甘、微苦。归肝、胃经。

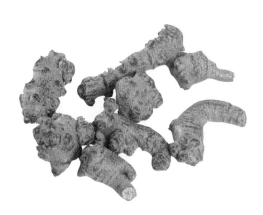

【有·效·成·分】

皂苷、黄酮苷、氨基酸等。

【降·压·功·效】

三七能明显扩张血管，降低冠脉阻力，增加冠脉流量，加强和改善冠脉微循环，增加营养性心肌血流量。同时，还能够降低动脉压，略减心率，明显减少心肌的耗氧量，可用于治疗心肌缺血。

【注·意·事·项】

研粉吞服，一次1～3克为宜。气血亏虚所致的痛经、月经失调不宜服用三七；孕妇忌服。

【小·贴·士】

云南文山产三七又称"文三七"、"田七"，为著名的道地药材。

三七红枣粥

/ 原料 / 三七粉2克，红枣8克，大米200克

/ 调料 / 红糖适量

/ 做法 /

❶砂锅中注入适量清水，放入红枣、三七粉，倒入洗好的大米。❷盖上锅盖，用大火煮开后转小火煮40分钟至食材熟软。❸揭开锅盖，放入红糖，拌匀，煮至溶化。❹关火后盛出煮好的粥，装入碗中即可。

/营/养/功/效/

三七有很好的降压功效；红枣可补血补虚。本品可稳定血压，缓解头痛症状。

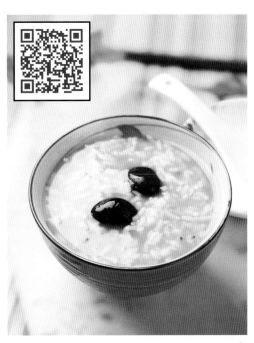

红花

每日食用量　3~9克

●性味归经

性温，味辛。归心、肝经。

【有·效·成·分】

红花黄色素、黄酮类、脂肪酸等。

【降·压·功·效】

红花黄色素是红花的主要活性成分，有抗心肌缺血、抑制血小板聚集、抗氧化等作用，可扩张冠状动脉、改善心肌缺血。研究发现，红花黄色素可使血浆肾素活性和血管紧张素 Ⅱ 下降，对自发性高血压有明显降压作用。

【注·意·事·项】

孕妇慎用。

【小·贴·士】

红花中毒的主要原因一是误用，二是用量过大。

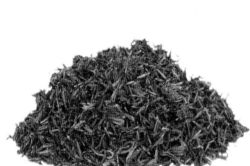

当归红花汤

/ 原料 / 当归5克，红花3克

/ 做法 /

1 砂锅中注入适量清水，用大火烧热。2 倒入备好的当归、红花。3 盖上锅盖，用大火煮20分钟至药材析出有效成分。4 关火后揭开锅盖，将药材捞干净。5 将煮好的汤汁盛入杯中即可。

/营/养/功/效/

当 归、红花均可促进毛细血管微循环，有一定的降压功效。

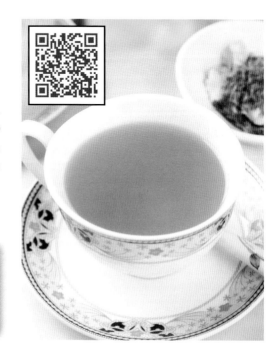

菊花

每日食用量　5～10克

● 性味归经

性微寒，味甘、苦。归肺、肝经。

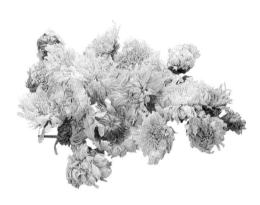

【有·效·成·分】
挥发油、菊酮、龙脑、龙脑乙酸酯、菊花萜二醇等。

【降·压·功·效】
菊花能增加血流量和营养性血流量，还有加强心肌收缩和增加耗氧量的作用，对高血压以及高血压引起的心肌梗死、冠脉粥样硬化或供血不足等并发症有较好的防治作用。

【注·意·事·项】
气虚胃寒、食少泄泻患者宜少用。

【小·贴·士】
颜色太鲜艳、太漂亮的菊花不能购买，应选有花萼且颜色偏绿的菊花，这样的菊花最新鲜。

菊花粥

/ 原料 / 大米200克，菊花7克
/ 做法 /
①砂锅中注入适量清水，用大火烧热。②倒入洗净的大米，搅匀。③盖上锅盖，烧开后转小火煮40分钟。④揭开锅盖，倒入备好的菊花，略煮一会儿，搅拌均匀，盛粥装碗即可。

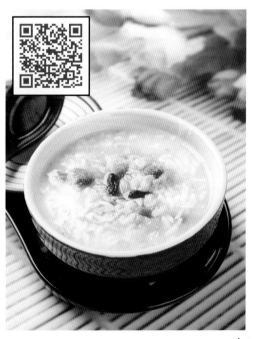

/营/养/功/效/
大米有滋养脾胃、降低胆固醇的作用；菊花可降压。本品适合老年高血压患者经常饮用。

槐花

每日食用量 6~10克

● 性味归经

性微寒，味苦。归肝、大肠经。

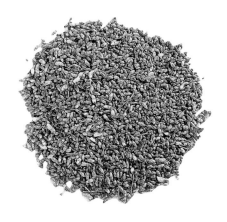

【有·效·成·分】

赤豆皂苷、大豆皂苷、槐花皂苷、槲皮素、芸香苷、异鼠李素、山柰酚、月桂酸、十二碳烯酸、肉豆蔻酸等。

【降·压·功·效】

槐花含芦丁，芦丁能改善毛细血管的功能，保持毛细血管正常的抵抗力，防止因毛细血管脆性过大、渗透性过高引起的出血、高血压、糖尿病，服之可预防出血，稳定血压。

【注·意·事·项】

脾胃虚寒及阴虚发热而无实火者慎用。

【小·贴·士】

干燥的槐花体轻、无臭、味微苦，在储藏时要注意置于干燥处，防潮，防蛀。

槐花粥

/ 原料 / 水发大米170克，槐花10克

/ 调料 / 冰糖15克

/ 做法 /

1 砂锅中注入适量清水烧开，倒入洗净的槐花，盖上盖，烧开后用小火煮约10分钟，至散出香味。2 揭盖，捞出槐花与杂质，再倒入洗净的大米，拌匀，盖好盖，煮沸后用小火煲煮约30分钟。3 揭盖，加入冰糖，拌匀，转中火续煮一会儿，关火，盛粥装碗即可。

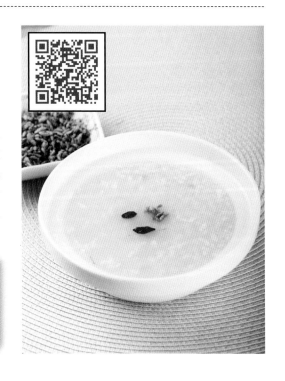

/营/养/功/效/

大米可滋阴养胃、降低胆固醇；槐花有降压的功效。本品适合高血压并发高脂血症患者饮用。

葛根

每日食用量 10～15克

● **性味归经**

性凉，味甘、辛。归脾、胃经。

【有·效·成·分】

葛根素、大豆黄酮、花生酸、氨基酸、蛋白质、维生素、有机钙等多种成分。

【降·压·功·效】

葛根可增强心肌收缩力，保护心肌细胞，扩张血管，降低血压，减慢心率，改善心肌的代谢。

【注·意·事·项】

葛根性凉，易于动呕，胃寒者应当慎用。夏日表虚汗者尤忌。

【小·贴·士】

葛根粉是女性食疗圣品，能使乳腺丰满坚挺，乳房组织重构，刺激乳腺细胞生长，还能嫩化皮肤。

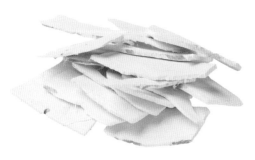

葛根刺五加粥

/ 原料 / 大米200克，薏米200克，葛根10克，刺五加5克

/ 做法 /

1 砂锅中注入适量清水，倒入洗好的葛根、刺五加。2 加锅盖，大火煮15分钟至药材有效成分析出。3 揭开锅盖，倒入洗净的大米、薏米。4 加锅盖，用大火煮开后转小火煮1小时至食材熟软，揭盖，搅拌均匀，关火后盛出煮好的粥，装碗即可。

/营/养/功/效

葛根具有抗菌、抗氧化、降血糖、提高免疫力的作用。本品适合高血压并发糖尿病患者食用。

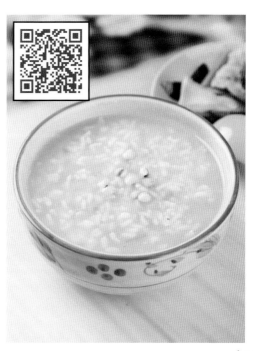

杜仲

每日食用量 6～15克

●性味归经

性温，味甘、微辛。归肝、肾经。

【有·效·成·分】

杜仲胶、糖苷、生物碱、果胶、脂肪、树脂、有机酸、酮糖、维生素C、醛糖、绿原酸等。

【降·压·功·效】

杜仲可清除体内垃圾，加强人体细胞物质代谢，防止肌肉骨骼老化，平衡人体血压，分解体内胆固醇，降低体内脂肪，恢复血管弹性，显著增强免疫力。

【注·意·事·项】

阴虚火旺者慎服，且不能与蛇皮、元参一起服用。

【小·贴·士】

购买时，以皮厚、块大、去净粗皮、断面丝多、内表面暗紫色者为佳。

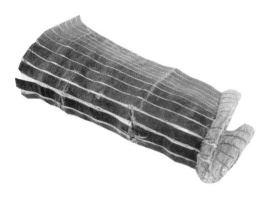

杜仲鹌鹑汤

/ 原料 / 杜仲、红枣各15克，鹌鹑150克，山药20克，枸杞、姜片各少许，高汤适量
/ 调料 / 盐、鸡粉各适量，料酒6毫升
/ 做法 /
❶处理好的鹌鹑入沸水锅，汆去血水，过凉水后备用。❷砂锅中倒入高汤，放入剩余所有原料，稍微搅拌一会。❸盖上锅盖，大火煮15分钟后转中火煮2小时。❹揭开锅盖，加入料酒、盐、鸡粉，搅拌至食材入味，盛出即可。

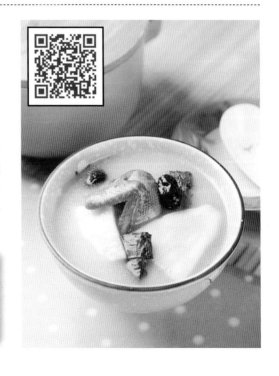

/营/养/功/效/

杜仲含有杜仲胶、绿原酸、生物碱等成分，能降低血压；桂皮对心肌损伤有一定对抗及保护作用。

银杏

每日食用量　5～10克

●性味归经

性平，味苦、甘、涩。归肺、肾经。

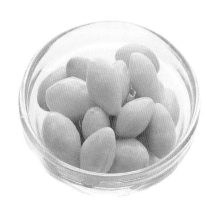

【有·效·成·分】

粗蛋白、核蛋白、脂肪、蔗糖、矿物元素、粗纤维、银杏酚和银杏酸等。

【降·压·功·效】

银杏具有通畅血管、保护肝脏、改善大脑功能、润皮肤、抗衰老、治疗老年痴呆症和脑供血不足等功效，其所含的黄酮苷、苦内脂对高血压、高血脂等心脑血管疾病有一定的食疗作用。

【注·意·事·项】

银杏有微毒，在烹饪前需先经温水浸泡数小时。

【小·贴·士】

银杏不可过量食用，且必须要熟食。

银杏猪肚汤

/ 原料 /　猪肚230克，玉米块160克，银杏果60克，燕窝、姜片各少许

/ 调料 /　盐、鸡粉、胡椒粉各2克，料酒少许

/ 做法 /

❶猪肚洗净，切块，倒入沸水锅中，淋入料酒，去异味后捞出。❷砂锅中注水烧开，倒入猪肚、玉米块、银杏果、姜片，淋入料酒，烧开后用小火煮2小时。❸放入燕窝，小火煮10分钟。❹加盐、鸡粉、胡椒粉调味，盛出即可。

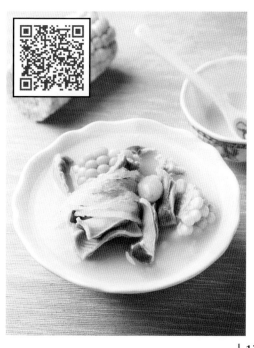

/营/养/功/效/

银杏有平滑肌肤、保护心血管系统等作用，是高血压患者养生保健的佳品。

泽泻

每日食用量 6~9克

● 性味归经

性寒，味甘。归肾、膀胱经。

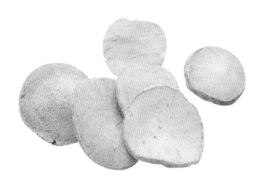

【有·效·成·分】

挥发油、生物碱、泽泻醇、树脂、蛋白质、有机酸等成分。

【降·压·功·效】

泽泻有轻度降压作用，其降压作用并不明显影响血浆肾素和ACE活性或醛固酮水平。泽泻本身还具有降低胆固醇、降血脂的作用，对于中老年人，适当用泽泻煎汤饮服既可清湿热、利小便、稳定血压，又可抑制体内胆固醇的升高。

【注·意·事·项】

肾虚精滑者忌服。

【小·贴·士】

冬季产的正品泽泻利尿效果最佳，春泽泻效果稍差。

泽泻蒸马蹄

/ 原料 / 马蹄200克，泽泻粉5克

/ 做法 /

❶取一个碗，倒入备好的马蹄、泽泻粉，搅拌匀。❷蒸锅上火烧开，放入蒸碗。❸盖上锅盖，大火蒸30分钟至熟透。❹掀开锅盖，将马蹄取出即可食用。

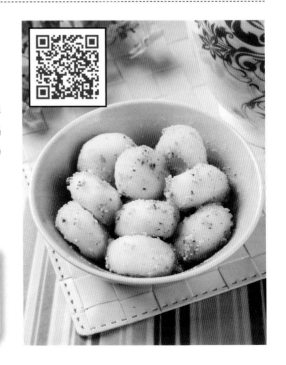

/营/养/功/效/

马蹄具有清热解毒、利尿通便等功效。本品可缓解肾脏压力，有助于高血压的治疗。

天麻

每日食用量　3～10克

●性味归经

性平，味甘。归肝、脾、肾、胆、心、膀胱经。

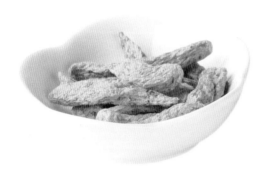

‖有·效·成·分‖

酚类及其苷、有机酸类、甾醇类、含氮类以及多糖类化合物、多种氨基酸以及人体所需要的微量元素等。

‖降·压·功·效‖

天麻对冠状动脉、外周血管有一定程度的扩张作用，天麻注射液可使家兔血压下降，心率减慢，心输出量增加，心肌耗氧量下降。

‖注·意·事·项‖

血虚者忌用。

‖小·贴·士‖

天麻非常适合在春季食用，有助于解腻祛火、降血压、增强免疫力。

天麻双花粥

/ 原料 / 水发大米130克，天麻10克，金银花5克，茯苓10克，川芎8克，菊花少许

/ 调料 / 白糖4克

/ 做法 /

❶砂锅中注入适量清水，用大火烧开。❷倒入备好的天麻、金银花、茯苓、川芎、菊花、大米。❸搅匀，盖上锅盖，烧开后用小火煮约40分钟至材料熟透。❹揭开锅盖，加白糖搅匀，至粥味道均匀，装碗即可。

/营/养/功/效/

川芎可行气开郁，活血止痛。本品可辅助缓解高血压引起的头晕头痛、心慌气短等症状。

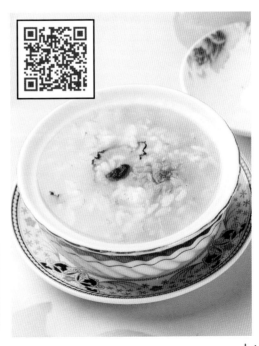

钩藤

每日食用量 3～12克

● 性味归经

性凉，味甘。归心、肝经。

‖有·效·成·分‖
吲哚类生物碱、钩藤碱、地榆素、糖脂、己糖胺、脂肪酸和草酸钙等。

‖降·压·功·效‖
钩藤碱是从钩藤中提取的有效成分，可使外周血管扩张，阻力降低，其直接扩张血管的作用较强，从而抑制心肌收缩，减少心肌耗氧量，达到温和降压和修复心肌的良好效果。

‖注·意·事·项‖
体虚者勿用；无火者忌服。

‖小·贴·士‖
选购钩藤时，以双钩形如锚状、茎细、钩结实、光滑、色红褐或紫褐者为佳。

首乌银杏叶钩藤汤

/ 原料 / 何首乌10克，银杏叶5克，钩藤8克
/ 做法 /
1砂锅中注入适量清水烧开。2放入洗净的何首乌、银杏叶、钩藤，拌匀。3盖上盖，用小火煮20分钟，至药材析出有效成分。4揭开盖，将药材及杂质捞干净。5把煮好的药汤盛出，装入碗中，待稍微放凉即可饮用。

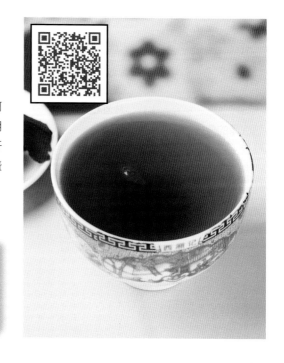

/营/养/功/效/
钩藤含钩藤碱、异钩藤碱，有降压、抗心律失常的作用；首乌具有补肝益肾、养血祛风等功效。

玉米须

每日食用量 15~30克

● 性味归经

性平，味甘。归膀胱、肝、胆经。

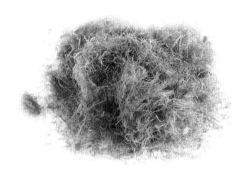

‖ 有 · 效 · 成 · 分 ‖

皂苷、生物碱、隐黄素、维生素C、维生素K、泛酸、肌醇、谷甾醇、豆甾醇、苹果酸、枸橼酸、酒石酸、草酸、硝酸钾、生育醌等。

‖ 降 · 压 · 功 · 效 ‖

玉米须有利尿作用，可增加氯化物排出量，同时还有扩张末梢血管的作用，对肾炎、膀胱炎、胆囊炎、风湿痛、高血压和肥胖病均有一定疗效。

‖ 注 · 意 · 事 · 项 ‖

不作药用时勿服。

‖ 小 · 贴 · 士 ‖

食用玉米时，可将玉米须事先摘除，置于报纸上，在户外进行风干后入药用。

黑豆玉米须瘦肉汤

/ 原料 / 水发黑豆100克，瘦肉80克，玉米须8克，姜片、葱花各少许

/ 做法 / 盐、鸡粉各少许，料酒4毫升

1 洗净的瘦肉切条形，倒入沸水锅，淋入少许料酒，汆去血水后捞出。**2** 砂锅中注水烧热，倒入瘦肉、黑豆、玉米须、姜片，淋入少许料酒，搅拌匀，盖上锅盖，烧开后用小火煮约40分钟。**3** 揭开锅盖，加入盐、鸡粉，拌匀调味，盛出，撒上葱花即成。

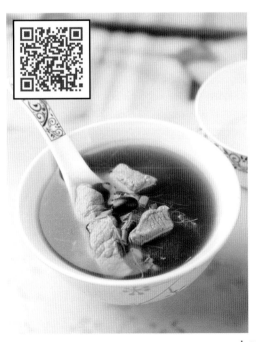

/营/养/功/效/

玉米须有助于降血压、缓解高脂血症。本品具有利尿消肿、加速代谢体内废物、降低血脂的作用。

桑寄生

每日食用量 10～20克

●性味归经

性平，味苦。归肝、肾经。

‖有·效·成·分‖

槲皮素、槲皮苷、右旋儿茶酚等。

‖降·压·功·效‖

桑寄生对风湿痹痛、肝肾不足、腰膝酸痛最为适宜，对肝肾虚亏所致的高血压有较好的缓解作用，近年来临床上常用于治疗高血压。另外，桑寄生对降低胆固醇也有一定作用。

‖注·意·事·项‖

口服后出现头痛、目眩、胃不适、食欲不振、腹胀、口干等，应立即停药。

‖小·贴·士‖

加工时可将桑寄生与酒、水拌匀润透，以小火微炒晾干，能增强祛风祛湿、通经活络的作用。

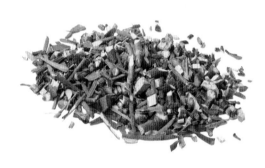

桑寄生连翘鸡爪汤

/ 原料 / 桑寄生15克，连翘15克，蜜枣2颗，鸡爪350克，姜片少许

/ 调料 / 盐2克，鸡粉2克

/ 做法 /

1洗净的鸡爪切去爪尖，斩成小块。**2**锅中注水烧开，倒入鸡爪，搅散，煮至沸，捞出鸡爪待用。**3**砂锅中注水烧开，放入鸡爪、洗净的桑寄生、连翘、蜜枣、姜片。**4**盖上盖，用小火煮至食材熟透，调入盐和鸡粉即可。

/营/养/功/效/

桑寄生有补肝肾、强筋骨、通经络、益气血等作用。本品可清除血液垃圾，预防高血压的发生。

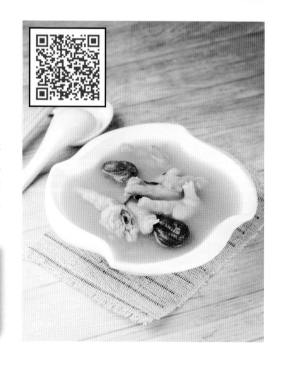

西洋参

每日食用量　3～8克

● 性味归经

性凉，味甘·微苦。归心、肺、肾经。

【有·效·成·分】

人参皂苷、多糖、维生素、多种人体必需氨基酸及微量元素等。

【降·压·功·效】

西洋参具有抗癌、抗疲劳、抗缺氧、抗辐射、抗衰老等多种功效，对冠心病、高血压、贫血、神经官能症、糖尿病等具有很好的疗效。

【注·意·事·项】

体质虚寒、胃有寒湿、风寒咳嗽、消化不良的人不宜食用；不宜与藜芦同用。

【小·贴·士】

西洋参对血压有双向调节作用：长期、小量服用，可以扩张血管，降低血压；用量过大，则会造成血压升高。

西洋参川贝苹果汤

/ 原料 / 苹果120克，川贝20克，西洋参8克，瘦肉180克，雪梨130克，无花果15克，蜜枣25克，杏仁10克

/ 调料 / 盐2克

/ 做法 /

1 洗净原料；雪梨去核，切小块；苹果去核，切块；瘦肉切大块，焯水待用。2 砂锅中注水烧热，放入所有原料。3 盖上盖，烧开后转小火煲煮约120分钟。4 揭盖，加盐调味即可。

/ 营 / 养 / 功 / 效 /

西洋参具有补气养血、滋阴补肾等功效。高血压患者适当食用本品有利于血压的稳定。

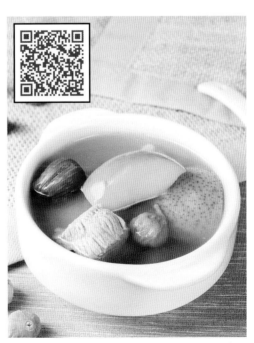

麦冬

每日食用量 6～12克

●性味归经

性微寒，味甘、微苦。归心、肺、胃经。

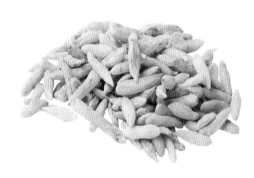

【有·效·成·分】

甾体皂苷、高异黄酮、糖类、β-谷甾醇、豆甾醇、挥发油和微量元素等。

【降·压·功·效】

麦冬具有养阴生津解渴、润肺清心除烦的作用，是养阴类常用的一味中药。高血压患者服用麦冬可辅助缓解头痛、心烦、失眠等症状。

【注·意·事·项】

脾胃虚寒、泄泻、痰饮、湿浊及风寒咳嗽者均忌服。

【小·贴·士】

麦冬配凉药宜生用，配补药宜酒制。麦冬心服用后易心烦，故配入养肺滋阴药中时宜去心。

麦冬黑枣鸡汤

/ 原料 / 鸡腿700克，麦冬5克，黑枣10克，枸杞适量

/ 调料 / 料酒10毫升，米酒5毫升

/ 做法 /

1 鸡腿洗净切块，倒入沸水锅中，加料酒拌匀，汆去血水和脏污，捞出。2 砂锅中注水烧热，倒入麦冬、黑枣、鸡腿，加料酒拌匀，盖上锅盖，大火煮开后转小火煮1小时。3 揭开锅盖，加入枸杞，放入米酒，拌匀，续煮10分钟至食材入味，盛出即可。

/营/养/功/效/

黑枣有滋阴补血等功效。本品有助于缓解高血压所致的心神不宁、失眠、惊悸等症。

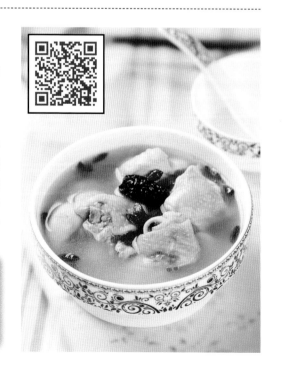

百合

每日食用量　12～24克

● **性味归经**

性平，味甘、微苦。归肺、脾、心经。

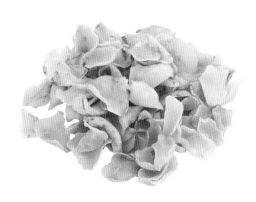

【有·效·成·分】

生物碱、蛋白质、脂肪、糖类、维生素、胡萝卜素等。

【降·压·功·效】

百合入心经，能清心除烦、宁心安神，可用于缓解高血压引起的神思恍惚、失眠多梦、心情抑郁等病症。

【注·意·事·项】

凡风寒咳嗽、脾虚便溏者，均不宜食用百合。

【小·贴·士】

药用百合有家种与野生之分，家种的鳞片阔而薄，味不甚苦；野生的鳞片小而厚，味较苦。

茯苓百合排骨汤

/ 原料 / 排骨块200克，茯苓、芡实、龙牙百合、赤小豆、薏苡仁、生地各适量

/ 做法 / 盐2克

❶将茯苓、生地装入隔渣袋里，用清水泡发8分钟；赤小豆用清水泡发2小时；百合、芡实、薏苡仁用清水泡发10分钟。❷排骨块入沸水锅汆煮片刻，捞出。❸砂锅中注水，倒入排骨块、茯苓、生地、赤小豆、芡实、薏苡仁，拌匀，大火煮开转小火煮100分钟。❹放入百合，续煮20分钟，再加盐调味，盛出即可。

/营/养/功/效

茯苓、百合匀有养心安神的功效。本品对高血压并发冠心病患者有益。

玉竹

每日食用量 6～12克

〖有·效·成·分〗

黏液质、多聚糖、果糖、葡萄糖及阿拉伯糖等。

〖降·压·功·效〗

玉竹有滋阴润肺、生津养胃的功效，临床常用于治疗肺胃阴伤、燥热咳嗽、咽干口渴、内热消渴。现代药理研究指出，玉竹煎剂有降血压和强心作用，并对高血糖症有抑制功效。

〖注·意·事·项〗

胃有痰湿气滞者忌服。

〖小·贴·士〗

玉竹是广东人常用的煲汤药材，配搭沙参、薏米、淮山、桂圆、百合、莲子等，即成粤式驰名汤水"清补凉"。

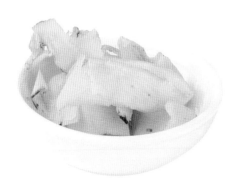

玉竹炒藕片

/ 原料 / 莲藕270克，胡萝卜80克，玉竹10克，姜丝、葱丝各少许

/ 调料 / 盐、鸡粉各2克，水淀粉、食用油各适量

/ 做法 /

❶洗净的玉竹、胡萝卜切细丝；洗净去皮的莲藕切薄片。❷锅中注水烧开，倒入藕片煮至断生，捞出。❸姜丝、葱丝入油锅爆香，放入玉竹、胡萝卜炒透，放入藕片炒匀。❹加盐、鸡粉，倒入水淀粉炒匀，盛出即可。

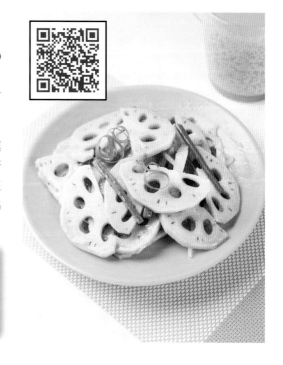

/营/养/功/效/

莲 藕具有补益气血、健脾开胃、增强免疫力等功效。本品可帮助高血压患者提高抗病能力。

黄芩

每日食用量　3~9克

● 性味归经

性寒，味苦。归肺、心、肝、胆、大肠经。

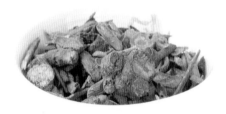

〖有·效·成·分〗

黄芩素、汉黄芩素、白杨素、木蝴蝶素A、黄芩苷等。

〖降·压·功·效〗

黄芩中的黄芩苷可竞争性地拮抗肾上腺素、去甲肾上腺素及多巴胺引起的收缩作用，也拮抗异丙肾上腺素舒张气管和增加右心房自发频率的作用，可辅助高血压的治疗。

〖注·意·事·项〗

脾肺虚热、体寒者忌食。

〖小·贴·士〗

黄芩表面棕黄色或深黄色，粗糙，有明显的纵向皱纹或不规则网纹，具侧根残痕，顶端有茎痕或残留茎基。

柴胡黄芩汤

/ 原料 / 柴胡15克，黄芩8克，大黄4克
/ 做法 /

1 砂锅中注入适量清水烧开，放入柴胡、黄芩、大黄，轻轻搅拌匀。**2** 盖上盖，煮沸后用小火煮约20分钟，至其析出有效成分。**3** 揭盖，转中火拌匀，略煮片刻，关火后盛出煮好的药茶。**4** 滤取汤汁，装入杯中即可。

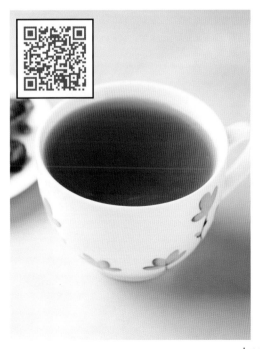

/营/养/功/效/

柴胡有和解表里、疏肝滋阴等作用，可用于缓解高血压导致的头痛目眩症。

绞股蓝

每日食用量　3～10克

● 性味归经

性寒，味苦。归肺、脾、肾经。

【有·效·成·分】

绞股蓝皂苷、绞股蓝糖苷（多糖）、水溶性氨基酸、黄酮类、多种维生素等。

【降·压·功·效】

绞股蓝的显著特点在于降血压的同时并不影响脑血管血流量，因此绞股蓝对高血压、心血管痉挛性疾病及心功能不全的病人十分有益。

【注·意·事·项】

阳虚体寒者慎服。

【小·贴·士】

绞股蓝按叶片数目分为：九叶绞股蓝、七叶绞股蓝、五叶绞股蓝、三叶绞股蓝、二叶绞股蓝，其中以天然九叶和七叶绞股蓝为极品。

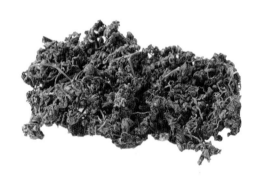

绞股蓝麦冬雪梨汤

/ 原料 / 绞股蓝6克，麦冬8克，雪梨100克
/ 调料 / 冰糖20克
/ 做法 /

❶洗好的雪梨去核，切成丁，备用。❷砂锅中注水烧开，倒入洗净的绞股蓝、麦冬、雪梨。❸盖上盖，用小火煮15分钟，至其完全析出有效成分。❹揭开盖，放入备好的冰糖，盖上盖，煮至冰糖溶化即可。

/营/养/功/效/

绞股蓝含有皂苷类、黄酮类、糖类等成分，有显著的降胆固醇、降血脂、降血压的作用。

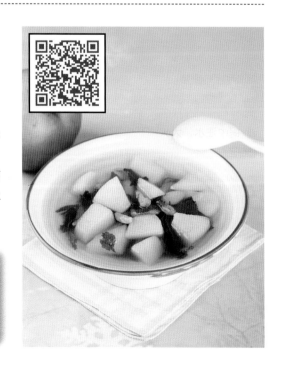

夏枯草

性味归经

性寒，味苦、辛。归肝、胆经。

每日食用量　6～15克

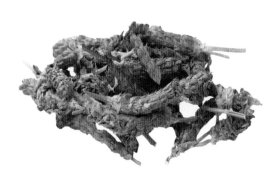

〖有·效·成·分〗

三萜皂苷、芸香苷、金丝桃苷等苷类物质及熊果酸、咖啡酸、游离齐敦果酸等有机酸等。

〖降·压·功·效〗

夏枯草可用于治疗头痛、眩晕，其提取物给麻醉动物注射后有降低血压作用，现代临床用以治疗高血压。

〖注·意·事·项〗

由于夏枯草性寒，故脾胃虚弱者应慎服。气虚者慎用。

〖小·贴·士〗

夏枯草呈棒状，略扁，长1.5～8.0cm，直径0.8～1.5cm，淡棕色至棕红色，全穗由数轮至10数轮宿萼与苞片组成。

夏枯草黑豆汤

/ 原料 / 水发黑豆300克，夏枯草15克

/ 调料 / 冰糖30克

/ 做法 /

1 砂锅中注水，大火烧开，倒入备好的黑豆、夏枯草，搅拌片刻。2 盖上锅盖，煮开后转小火煮1个小时至食材析出有效成分。3 掀开锅盖，倒入备好的冰糖，盖上锅盖，续煮30分钟使其入味。4 掀开锅盖，持续搅拌片刻，将煮好的汤盛出，装入碗中即可饮用。

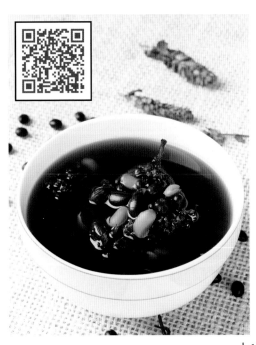

/营/养/功/效/

夏枯草具有清肝散结、降血压、抗菌等功效；绞股蓝对心脑血管有较好的保护作用。

罗布麻

每日食用量 3~10克

● 性味归经

性凉，味甘、苦。归肝经。

‖有·效·成·分‖

酮苷、酚性物质、有机酸、氨基酸、多糖苷、鞣质、甾醇、三萜类物质等。

‖降·压·功·效‖

罗布麻煎剂以每千克1~2克灌服，对实验性肾型高血压犬有轻度降压作用；对内源性血脂升高有使其降低的作用。罗布麻叶常用于治疗肝阳眩晕、心悸失眠、浮肿尿少、高血压、神经衰弱等。

‖注·意·事·项‖

低血压者慎用。

‖小·贴·士‖

本品作用缓和，服用时间宜长，但脾胃虚寒者不宜长期服用。

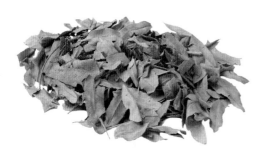

罗布麻枸杞银耳汤

/ 原料 / 罗布麻8克，枸杞10克，水发银耳200克
/ 调料 / 冰糖30克
/ 做法 /

1泡发洗净的银耳切成小块，备用。**2**砂锅中注入适量清水烧开，放入罗布麻，拌匀，盖上锅盖，用小火煮15分钟至药性析出。**3**揭开锅盖，将药渣捞出，放入银耳，加入枸杞，盖上锅盖，用小火煮15分钟使银耳熟烂。**4**揭开锅盖，放冰糖，搅匀，持续搅拌，煮至冰糖溶化，装碗即可。

/营/养/功/效/

罗布麻有利尿、降血脂、延缓衰老、降血压等作用。本品稳定血压的同时还能强身健体。

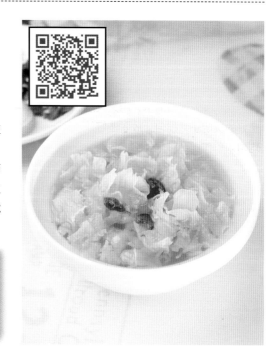

决明子

每日食用量　9~30克

● 性味归经
性凉，味甘、苦。归肝、肾、大肠经。

【有·效·成·分】
大黄酚、大黄素甲醚、决明子素、橙黄决明子素、决明素等蒽醌类物质；决明苷、决明酮等。

【降·压·功·效】
决明子不但可以降血压，还具有明显降低血清胆固醇的作用，可防止或延缓高血压患者动脉粥样硬化的形成。

【注·意·事·项】
脾虚、腹痛、腹泻及低血压的患者不宜服用。

【小·贴·士】
决明子略呈菱方形或短圆柱形，两端平行倾斜，长3~7mm，宽2~4mm。

决明子大米粥

/ 原料　水发大米160克，决明子30克
/ 做法

1 砂锅中注入适量清水，用大火烧热。**2** 倒入备好的决明子，搅匀，放入洗好的大米，搅拌均匀。**3** 盖上锅盖，烧开后用小火煮约40分钟至大米熟软。**4** 揭开锅盖，持续搅拌一会儿。**5** 关火后将煮好的粥盛出，装入碗中即可。

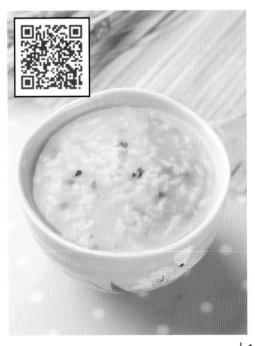

/营/养/功/效/
决明子不仅可降压，还有助于减肥。本品适合肥胖的高血压患者食用。

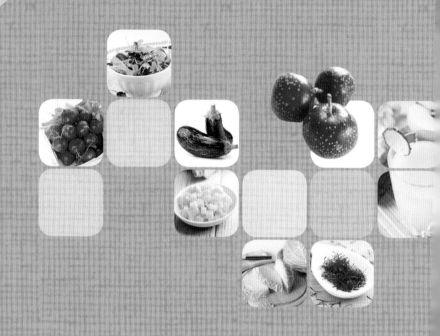

巧攻高血压，特殊人群的有效食疗

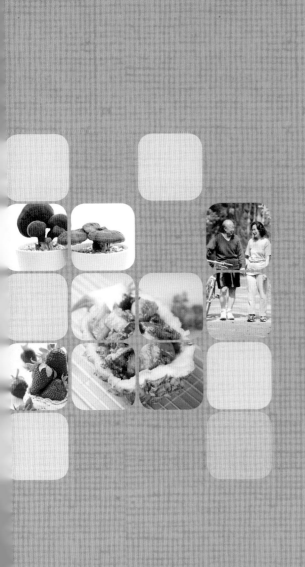

高血压对人体的伤害难以估量，尤其是一些特殊的人群患上高血压，其治疗过程更是复杂，老年人、产妇、儿童等一些特殊人群遇上高血压应该如何正确饮食呢？本章主要介绍特殊人群防治高血压的饮食指导原则，从而在治疗高血压的过程中避免饮食错误造成难以修复的损伤。

老年高血压

【致·病·因·素】

老年高血压一部分是由老年前期高血压延续而来，大部分是由于大动脉内膜和中层变性、胶原、弹性蛋白、脂质和钙质含量增加，导致动脉弹性减退，顺应性下降。长期的环境因素、膳食、精神紧张、吸烟、肥胖、过量饮酒等都可能造成老年人血压升高。

【饮·食·原·则】

①保持热量均衡分配。饥饱不宜过度，不要偏食，切忌暴饮暴食或塞饱式进餐，改变晚餐丰盛和入睡前吃夜宵的习惯。

②多摄入膳食纤维和维生素。多进食膳食纤维和维生素C含量高的食物，如粗粮、蔬菜、瓜果等，以增加胆固醇从粪便中排出。

③以豆制品取代部分动物蛋白质。老年高血压患者必须限制肉类的摄取量，一部分的蛋白质来源应该以豆类及豆制品如豆腐、豆浆取代。老年高血压患者的饮食内容里必须补充适量的蛋白质，素食者要进食豆类及各种坚果类。

④限制胆固醇的摄入量。禁止食用高胆固醇食物，每日胆固醇摄入量不超过300毫克。

⑤限制油脂摄取量。老年高血压患者摄取油脂要以植物油为主，避免动物油脂，而且也要少用油炸的方式烹调食物。另外，甜点糕饼类的油脂含量也很高，老年高血压患者应尽量少吃这一类的高油脂零食。

⑥禁止饮酒。酒精除供给较高的热量外，还使甘油三酯在体内合成增加。

【食·物·选·择】

适合经常食用的食物

①能降压的食物，如黑木耳、芹菜、苦瓜、茄子、西红柿、苹果、橙子、燕麦、榛子、大蒜、醋等。

②富含维生素、矿物质和膳食纤维的蔬果，如苹果、橙子、西红柿、包菜、韭菜、胡萝卜、芹菜等。

③含不饱和脂肪酸的食物，如橄榄油、玉米油等。

尽量少吃或不吃的食物

①高胆固醇食物，如蛋黄、动物内脏、动物脑、鸡皮、鸭皮、虾皮等。

②高脂肪的食物，如猪油、黄油、肥牛、肥羊、肥猪肉、动物脊髓等。

③含糖量较高的食物，如奶油蛋糕，各种蜜饯、糖果、果脯、甜点等。

茭白木耳炒鸭蛋

/ 原料 / 茭白300克，鸭蛋2个，水发木耳40克，葱段少许

/ 调料 / 盐4克，鸡粉3克，水淀粉10毫升，食用油适量

/ 做法 /

1 洗好的木耳切小块；洗净的茭白切片；鸭蛋打入碗中，放盐、鸡粉、水淀粉调匀。**2** 锅中注水烧开，放盐、鸡粉，倒入茭白、木耳煮1分钟，捞出。**3** 用油起锅，倒入蛋液炒至七成熟，盛出。**4** 另起锅，放入葱段爆香，倒入茭白、木耳炒匀，放入鸭蛋炒匀。**5** 调入盐、鸡粉、水淀粉炒匀，装入盘中即可。

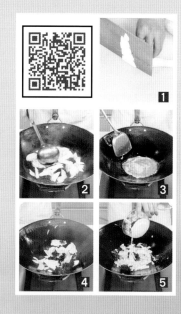

/ 营 / 养 / 功 / 效 /

茭白可增强免疫力；木耳有降压、降脂的功效。本品是老年高血压患者养生的保健佳品。

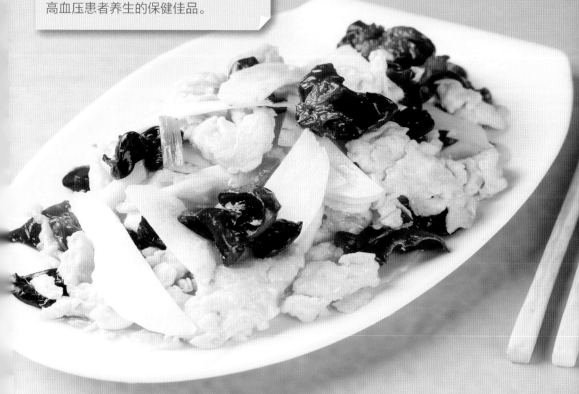

泽泻蒸冬瓜

/ 原料 / 泽泻8克，冬瓜400克，姜片、葱段、枸杞各少许

/ 调料 / 鸡粉2克，料酒4毫升

/ 做法 /

1 洗净去皮的冬瓜切成片。2 取一个蒸碗，倒入冬瓜、泽泻、姜片、葱段，放入鸡粉。3 淋上少许料酒，搅拌匀放入蒸盘。4 蒸锅上火烧开，放入冬瓜，盖上锅盖，大火蒸20分钟至熟透。5 掀开锅盖，将蒸碗取出，撒上备好的枸杞即可。

/营/养/功/效/

冬 瓜具有利尿祛湿、生津止渴等功效。本品可利尿排钠，使血容量减少、血压下降。

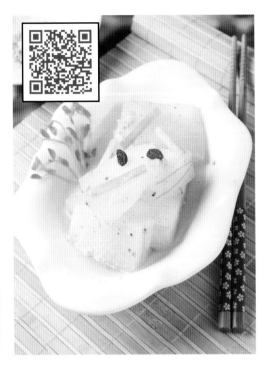

红花白菊粥

/ 原料 / 红花8克，菊花10克，水发大米150克

/ 调料 / 白糖15克

/ 做法 /

1 砂锅中注入适量清水烧开，倒入洗好的大米，搅拌匀，盖上锅盖，用小火煮30分钟，至大米熟透。2 揭开锅盖，放入洗净的红花、菊花，用勺搅拌匀，盖上锅盖，用小火煮3分钟，至药材析出有效成分。3 揭开锅盖，加入适量白糖，拌匀，煮至白糖溶化。4 关火后将煮好的粥盛出，装入碗中即可。

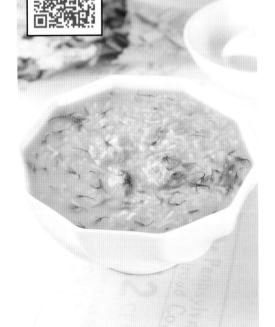

/营/养/功/效/

菊 花不仅可降压，还具有提高胆固醇代谢、预防高血脂的作用。本品对老年高血压患者有益。

芦笋豆浆

/ 原料 / 芦笋30克，水发黄豆50克

/ 做法 /

1洗净的芦笋切小段，备用。**2**将已浸泡8小时的黄豆倒入碗中，加入适量清水，用于搓洗干净，将洗好的黄豆倒入滤网，沥干水分。**3**把黄豆和芦笋倒入豆浆机中，注入清水至水位线，开始打浆，待豆浆机运转约15分钟即成豆浆。**4**把煮好的豆浆倒入滤网，滤取豆浆，倒入杯中，用汤匙撇去浮沫，放凉后即可饮用。

/营/养/功/效/

芦 笋对冠心病、高血压、心律不齐以及肥胖症都有很好的食疗效果。

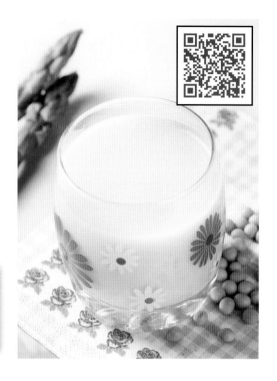

姜汁黑豆豆浆

/ 原料 / 水发黑豆45克，姜汁30毫升

/ 做法 /

1把姜汁倒入豆浆机中，倒入洗净的黑豆，注入清水至水位线。**2**开始打浆。**3**待豆浆机运转约15分钟，即成豆浆。**4**断电，把豆浆倒入滤网，滤取豆浆，倒入碗中，撇去浮沫即可。

/营/养/功/效/

黑 豆具有补血安神、明目健脾、乌发黑发等功效，本品适合老年高血压患者经常饮用。

193

妊娠期高血压

妊娠期高血压疾病是产科常见疾患，占全部妊娠疾病的5%~10%，所造成的孕产妇死亡约占妊娠相关的死亡总数的10%~16%，是孕产妇死亡的第二大原因。其主要症状有高血压、蛋白尿、水肿等。可能涉及母体、胎盘和胎儿等多种因素，包括有滋养细胞侵袭异常、免疫调节功能异常、内皮细胞损伤、遗传因素和营养因素。

【饮·食·原·则】

①保证钙的摄入量。中国营养学会推荐妊娠早中晚期，以及哺乳期每日的钙摄入量分别为800毫克、1000毫克、1200毫克、1200毫克。孕妈妈要保证每天钙的吸收。
②盐的摄取要适度。如果盐摄入过多，容易导致水钠潴留，会使孕妈妈血压升高，所以一定要控制盐的摄入量。一般建议孕妈妈每天食盐的摄入量应少于5克，酱油也不能摄入过多，6毫升酱油约等于1克盐的量。如果已经习惯了较咸的口味，可用部分含钾盐代替含钠盐。但是，孕妈妈因为胃酸偏多，必要时可以适当摄入发面的食物、苏打饼干、烤馍、面包干等食物，以减少胃酸过多的不适。
③搭配丰富的蔬菜和水果。孕妈妈保证每天摄入蔬菜500克以上、水果200~400克，多种蔬菜和水果搭配食用。因为蔬菜和水果可以增加食物纤维素的摄入，对防止便秘、降低血脂有益，还可补充多种维生素和矿物质，有利于妊娠高血压的防治。
④不宜长期高脂肪饮食。长期多吃高脂肪食物，会使大肠内的胆酸和中性胆固醇浓度增加，同时，高脂肪食物会影响高血压的治疗，不利于母婴健康。

【食·物·选·择】

适合经常食用的食物
①富含优质蛋白质的食物，如鱼类、禽类、低脂奶类、豆制品、鸡蛋、鸭蛋、鹌鹑蛋等。
②富含钙、镁和锌的食物，如牛奶和奶制品含钙丰富，豆类、绿叶蔬菜含丰富的镁，海产品如鱼、牡蛎等贝壳类及动物内脏含锌丰富。
③低饱和脂肪酸、低胆固醇的食物，如蔬菜、水果、全谷食物、瘦肉及低脂牛奶等。
尽量少吃或不吃的食物
①过咸的食物，如腌肉、腌菜、腌蛋、腌鱼、火腿、榨菜、酱菜等。
②脂肪含量过高的食物，如肥肉、猪油、黄油、奶油等。

凉拌木耳

/ 原料 / 水发木耳120克，胡萝卜45克，香菜
　　　　15克

/ 调料 / 盐、鸡粉各2克，生抽5毫升，辣椒油
　　　　7毫升

/ 做法 /

1将洗净的香菜切段；去皮洗净的胡萝卜切
丝。**2**锅中注水烧开，放入洗净的木耳煮2分
钟捞出。**3**取一个大碗，放入木耳。**4**倒入胡
萝卜丝、香菜段，加盐、鸡粉。**5**淋入适量生
抽，倒入辣椒油拌匀，装盘即成。

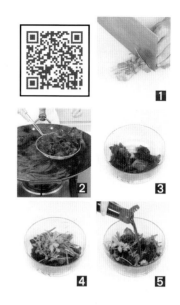

/营/养/功/效/

木耳可益气活血、降血压；胡萝
卜富含维生素C，能够降低血
压，还有增强机体免疫力的功效。

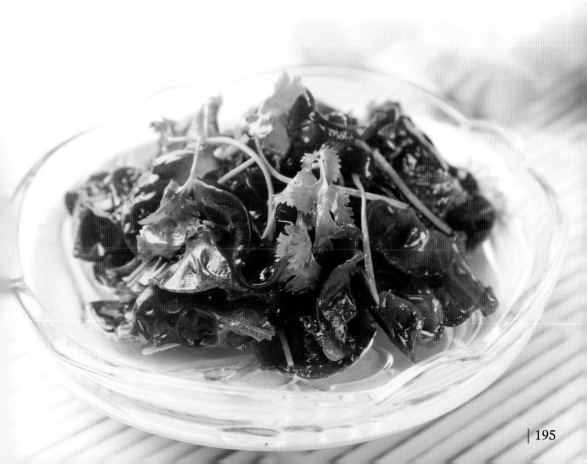

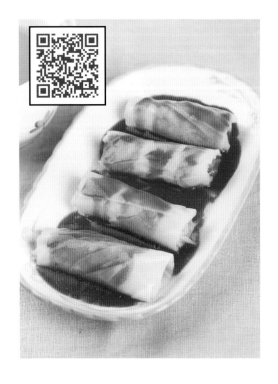

猪肉包菜卷

/ 原料 / 肉末60克,包菜70克,西红柿75克,洋葱50克,蛋清40克,姜末少许

/ 调料 / 盐2克,水淀粉适量,生粉、番茄酱各少许,食用油适量

/ 做法 /

1 包菜焯水捞出;西红柿切碎;洗净的洋葱切丁;包菜修整齐。**2** 西红柿、肉末、洋葱装碗,加姜末、盐、水淀粉拌成馅料,蛋清加生粉拌匀。**3** 馅料放包菜上卷成卷,蛋清封口,制成生坯,入蒸锅蒸熟取出。**4** 番茄酱、清水、水淀粉入油锅炒匀,浇在包菜卷上即可。

/营/养/功/效/

西 红柿、洋葱均有降低血液中胆固醇的功效,可以有效地预防高胆固醇或高脂血症。

/营/养/功/效/

本 品含有蛋白质、维生素、钙、镁等有益于心脑血管的营养物质,适合妊娠期高血压患者食用。

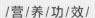

茯苓山楂炒肉丁

/ 原料 / 猪瘦肉150克,山楂30克,茯苓15克,彩椒40克,姜片、葱段各少许

/ 调料 / 盐4克,鸡粉4克,料酒4毫升,水淀粉8毫升,食用油适量

/ 做法 /

1 彩椒、山楂切小块;猪瘦肉切丝,装碗,放盐、鸡粉、水淀粉、食用油拌匀,腌渍。**2** 锅中注水烧开,加盐、鸡粉,倒入茯苓、彩椒、山楂煮至断生捞出。**3** 姜片、葱段入油锅爆香,放肉丝,淋料酒。**4** 倒入山楂、茯苓、彩椒,加鸡粉、盐、水淀粉炒匀,盛出即可。

南瓜西红柿面疙瘩

/ 原料 / 南瓜75克，西红柿80克，面粉120克，茴香叶末少许

/ 调料 / 盐2克，鸡粉1克，食用油适量

/ 做法 /

1洗净的西红柿切小瓣；洗净去皮的南瓜切片。2面粉装碗，加盐、清水、食用油拌成稀糊状。3砂锅中注水烧开，加盐、食用油、鸡粉、南瓜拌匀，略煮。4倒入西红柿，烧开后用小火煮5分钟，倒入面糊搅至呈疙瘩状，拌煮至浓稠，盛出，点缀上少许茴香叶末即可。

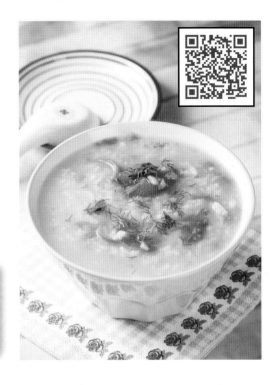

/营/养/功/效/

西红柿中的番茄红素具有强力抗氧化作用，可清除自由基，降低血浆胆固醇浓度，从而降低血压。

葱乳饮

/ 原料 / 葱白25克，牛奶100毫升

/ 做法 /

1在洗净的葱白上划一刀。2取茶杯，倒入牛奶，加入葱白。3蒸锅注水烧开，揭开锅盖，放入茶杯，盖上锅盖，用小火蒸10分钟。4揭开锅盖，取出蒸好的葱乳饮，夹出葱段，待稍微放凉即可饮用。

/营/养/功/效/

牛奶具有补虚损、益肺胃、安神助眠等功效，妊娠期高血压患者睡前饮用本品，不仅有助于补钙，对控制血压也有一定的帮助。

产后高血压

【致·病·因·素】

产后高血压是妊娠高血压的一种，因其产后发病，被称作产后高血压。其致病因素包括以下四点：

①原发性高血压。部分病人由于本身有高血压易患因素存在，妊娠期激发引起妊高症，产后即成为原发性高血压。

②肾性高血压。原来患有肾脏疾病，如肾炎或慢性肾盂肾炎。妊娠前未曾发现患有该病，或因病情轻未引起注意，妊娠后激发表现出来，发生妊高症。虽然妊娠终止了，但原有肾性高血压加重了，产后的血压高，也不能降至正常状态。

③神经系统激发性高血压。由于产后精神紧张、孩子哭闹、劳累、睡眠不足或家庭纠纷、月子里精神不愉快等因素激发引起产后高血压。

④产期应用升压药物引起的。可能由于妊高症在分娩时大出血，血压下降，医生用过升压药物，使血管对这种药物及其他因素敏感性增加而致产后高血压。

【饮·食·原·则】

①避免摄入过多脂肪。月子里卧床休息的时间比较多，所以食物应以高蛋白、低脂肪为主，例如鲫鱼、鸽子，避免因脂肪摄入过多引起产后肥胖。

②有荤有素，粗细搭配。每种食物所含的营养成分是不同的，挑食、偏食的不良饮食习惯在月子里都要改掉，每天的食物品种要丰富，荤菜素菜搭配着吃，经常吃些粗粮、杂粮，这对稳定血压有好处。

③产妇的食物的食材应该尽量新鲜，最好用现吃现煮的方式，不要使用微波炉烹调或回锅好几次。

④食物尽量不要太咸、太过油腻，避免食用产气性与特殊气味的食物。

【食·物·选·择】

适合经常食用的食物

①高蛋白低脂肪的食物，如牛肉、鸡肉、猪瘦肉、黄豆、鸡蛋、牛奶等。

②有降压功效的食物，如芹菜、海带、胡萝卜、黑木耳、苹果、香蕉、山楂、茄子等。

尽量少吃或不吃的食物

①凉性食物，如西瓜、柿子、荸荠等。

②刺激性食物，如烟、酒、芥末等。

蒜蓉油麦菜

/ 原料 / 油麦菜220克，蒜末少许

/ 调料 / 盐、鸡粉各2克，食用油适量

/ 做法 /

1 洗净的油麦菜由菜梗处切开，改切条形，备用。**2** 用油起锅，倒入蒜末，爆香。**3** 放入油麦菜，用大火快炒，注入少许清水，炒匀。**4** 加入少许盐、鸡粉。**5** 翻炒至食材入味。**6** 关火后盛出炒好的菜肴，装入盘中即可。

/营/养/功/效/

油 麦菜具有促进血液循环、安神助眠等功效。高血压产妇食用本品有助于稳定血压。

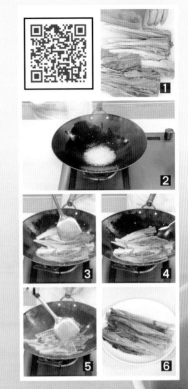

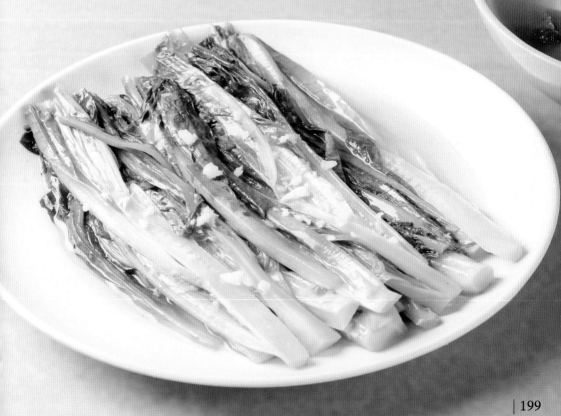

彩椒芹菜炒肉片

/ 原料 / 猪瘦肉270克，芹菜120克，彩椒80
克，姜片、蒜末、葱段各少许

/ 调料 / 盐、鸡粉各3克，生粉、水淀粉、料
酒、食用油各适量

/ 做法 /

1 洗净的芹菜切段；洗好的彩椒切粗丝；洗净
的猪瘦肉切片。**2** 猪肉装碗，加盐、鸡粉、生
粉、水淀粉、食用油拌匀，腌渍。**3** 肉片入油
锅滑油至其变色，捞出。**4** 姜片、葱段、蒜末
入油锅爆香，放入彩椒、肉片、芹菜。**5** 加
盐、鸡粉、料酒炒匀，倒入水淀粉勾芡即可。

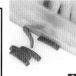

/营/养/功/效/

芹 菜具有降血压、促进血液循环
等功效。本品是产后高血压患
者的食疗佳品。

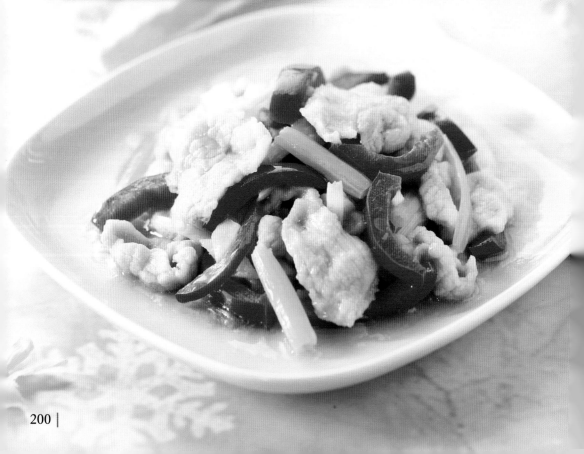

姜汁芥蓝烧豆腐

/ 原料 / 芥蓝300克，豆腐200克，姜汁40毫
升，蒜末、葱花各少许

/ 调料 / 盐、鸡粉各4克，生抽3毫升，老抽2
毫升，蚝油8克，水淀粉8毫升，食用
油适量

/ 做法 /

1芥蓝去叶子，梗切段；豆腐切小块。**2**水烧
开，倒入姜汁、食用油、盐、鸡粉，倒入芥蓝
梗略煮，捞出装盘。**3**油烧热，加盐，放入豆
腐煎至金黄色，捞出装盘。**4**蒜末入油锅爆
香，加清水、盐、鸡粉、生抽、老抽、蚝油、
水淀粉炒匀，浇在菜肴上，撒上葱花即成。

/营/养/功/效/

芥蓝含粗纤维，能促进肠胃蠕
动，有利于毒素的排出。本品
可帮助产妇稳定血压、控制体重。

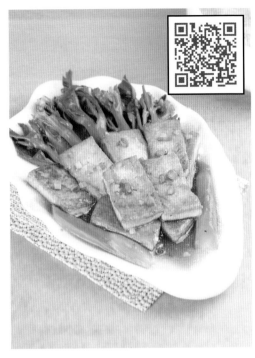

丝瓜排骨粥

/ 原料 / 猪排骨200克，丝瓜100克，虾仁15克，
大米200克，水发香菇5克，姜片少许

/ 调料 / 料酒8毫升，盐2克，鸡粉2克，胡椒
粉2克

/ 做法 /

1洗净去皮的丝瓜切成滚刀块；洗好的香菇切
丁。**2**锅中注水烧开，倒入洗净的猪排骨拌匀，
淋料酒汆水，捞出。**3**砂锅中注水烧热，倒入猪
排骨、姜片、大米、香菇搅匀，烧开后转中火煮
45分钟，倒入虾仁搅匀。**4**续煮15分钟，倒入丝
瓜煮软，加盐、鸡粉、胡椒粉拌匀即可。

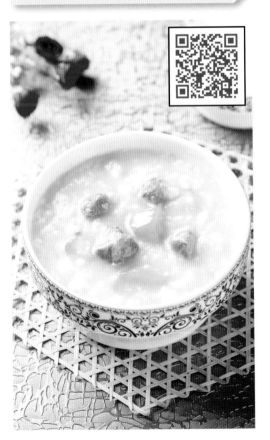

/营/养/功/效/

丝瓜有扩张血管、防止血栓形
成、降低血压的作用。本品对
于高血压、动脉硬化具有一定的食疗
作用。

青春期高血压

【致·病·因·素】

一般认为只有老年人才会患高血压，其实少数青少年在青春发育时期，也会出现高血压的现象，称之为青春期高血压，多见于14～20岁的青少年。引起青春期高血压的主要原因是青春期身体各器官系统迅速发育，心脏也随之发育，心收缩力大大提高，但此时血管发育却往往落后于心脏，导致血压增高。另外，青春发育时期内分泌腺发育增强，激素分泌增多，神经系统兴奋性提高，植物性神经调节功能不平衡，也会产生血压增高现象。同时，青少年在迎考复习等特定环境下，由于精神高度紧张，大脑皮层功能紊乱，皮层下血管舒缩中枢失去正常调节，引起小动脉紧张性增强，外周循环阻力增加，亦使血压增高。

【饮·食·原·则】

①补充优质蛋白和铁。青春期最显著的特点是：性腺的发育、成熟和女性月经来潮，而性腺的发育，需要优质蛋白的参与。

②营养全面，不可挑食。青春期对于蛋白质、矿物质、水分的需要相当大，而且还要全面。每天对蛋白质的需求量为80~90克，不同的食物中的蛋白质的组成即氨基酸的种类不尽相同，所以吃的食物应该多种多样，才可以使氨基酸的补充全面。

③控制热量的摄入。青春期的孩子，对热量的需求较大，他们每天需要的热量为2600~2700千卡，要比成年人多，提倡吃复合糖类，如淀粉、玉米，少吃葡萄糖、果糖及蔗糖，这类糖属于单糖，易引起血脂升高。

④富含饱和脂肪酸的食物要尽量少吃。因为饱和脂肪酸的摄入会升高血液中胆固醇的水平，对青春期高血压患者不利。

⑤供给足够的无机盐。青少年的骨骼正在生长发育之中，需要大量的钙和磷，而且钙和磷对高血压的治疗也有一定的帮助。

【食·物·选·择】

适合经常食用的食物

①富含蛋白质和钙的食物，如牛奶或奶制品、瘦肉、鱼、蛋等。

②低脂肪的食物，如猪瘦肉、牛肉、鸡肉、鸽肉、鸡蛋白、鸭蛋白、鲜豆类及其制品等。

③富含维生素的食物，如各种新鲜蔬菜及水果。

尽量少吃或不吃的食物

①忌食高脂肪食物，如肥肉、各种动物脂肪等。

②不食垃圾食品，如方便面、炸土豆、辣条等。

橄榄油芹菜拌核桃仁

/ 原料 / 芹菜300克，核桃仁35克

/ 调料 / 盐3克，鸡粉2克，橄榄油10毫升

/ 做法 /

1 洗净的芹菜切长段，核桃仁拍碎。**2** 煎锅置火上烧热，倒入核桃碎炒出香味，盛出。**3** 砂锅中注水烧开，倒入芹菜段拌匀，焯煮约1分钟30秒捞出，沥干水分。**4** 取一大碗，放入芹菜段，滴入适量橄榄油。**5** 加盐、鸡粉，搅拌匀，撒上核桃碎，快速搅拌，盛入盘中即成。

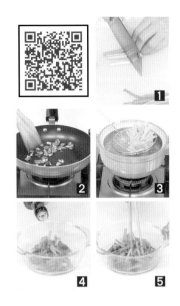

> /营/养/功/效/
>
> 芹菜含降压成分，橄榄油可稳定人体血压，青少年常吃本品对于高血压有一定的防治作用。

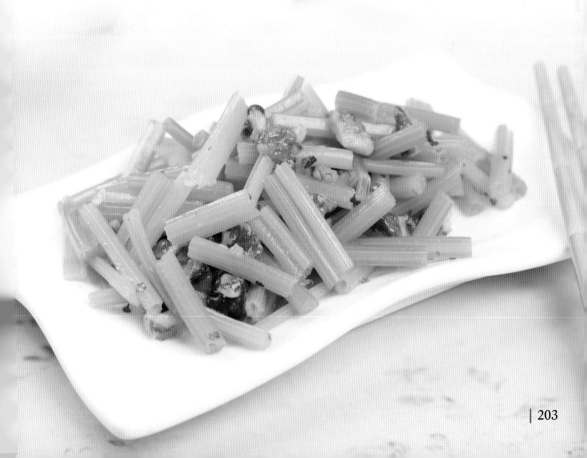

山楂菠萝炒牛肉

/ 原料 / 牛肉片200克，水发山楂片25克，菠萝600克，圆椒少许

/ 调料 / 番茄酱30克，盐3克，鸡粉2克，食粉少许，料酒6毫升，水淀粉、食用油各适量

/ 做法 /

1 牛肉片装碗，加盐、料酒、食粉、水淀粉、食用油拌匀，腌渍。**2** 洗净的圆椒切小块。**3** 洗好的菠萝切开，一半挖空果肉，制成菠萝盅，果肉切小块。**4** 牛肉、圆椒分别入油锅略炸后捞出。**5** 油烧热，倒入山楂片、菠萝肉炒匀，加番茄酱。**6** 倒入炸过的食材炒匀。**7** 加料酒、盐、鸡粉、水淀粉炒匀，装入菠萝盅即成。

/营/养/功/效/

牛肉有补中益气、滋养脾胃等功效；山楂具有降压的功效。本品对青少年高血压患者有益。

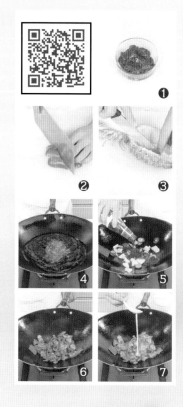

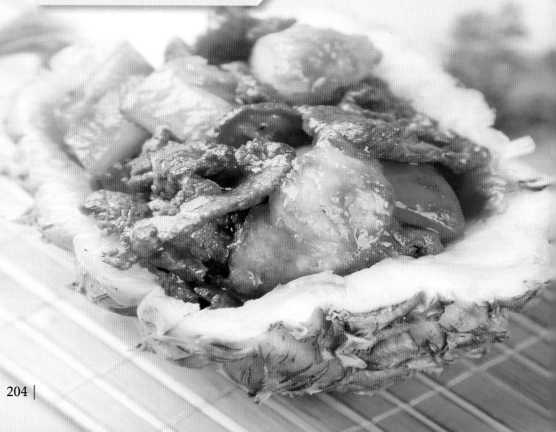

炝拌包菜

/ 原料 /　包菜200克，蒜末、枸杞各少许
/ 调料 /　盐2克，鸡粉2克，生抽8毫升
/ 做法 /

❶将洗净的包菜切去根部，再切成小块，撕成片。❷锅中注入适量清水烧开，倒入包菜、枸杞，拌匀，捞出焯煮好的食材，沥干水分，待用。❸取一个大碗，放入焯煮好的食材，放入少许蒜末。❹加入适量盐、鸡粉、生抽，拌匀，将拌好的菜肴放入盘中即可。

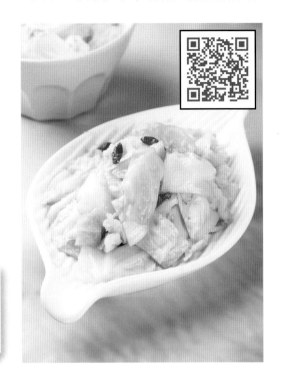

/营/养/功/效/

包菜具有抗氧化、延缓衰老、增强免疫力、增进食欲等功效。本品对青少年高血压患者有益。

黄瓜猕猴桃汁

/ 原料 /　黄瓜120克，猕猴桃150克
/ 调料 /　蜂蜜15毫升
/ 做法 /

❶黄瓜切丁；猕猴桃切块。❷取榨汁机，将黄瓜、猕猴桃倒入搅拌杯中。❸加水，开始榨汁。❹加蜂蜜，搅拌匀，倒入杯中即可。

/营/养/功/效/

猕猴桃含有较多的维生素C、维生素E、维生素K，且不含胆固醇，常食有助于稳定血压。

儿童高血压

【致·病·因·素】

儿童高血压的致病因素包括以下几点：

①心血管病。患有先天性主动脉狭窄的孩子，常伴有严重的高血压。

②肾脏疾病。如先天性肾脏发育不全、先天性泌尿道畸形、肾动脉狭窄、隐匿性肾炎、肾盂肾炎等，也多伴有血压升高的现象。一般患者早期症状多较轻微，主要表现为发育迟缓、面色苍白、消瘦等，随着病情发展，可发生严重肾性高血压。此外，急、慢性肾小球肾炎也常伴有高血压症状。

③内分泌失调引起。引起血压升高的内分泌疾病有肾上腺皮质增生、肾脏肿瘤等。临床上常表现为患儿发育迟缓、面色绯红、汗毛多而又黑又长，尤其前额和背部更为明显。

④高盐饮食。高盐饮食是引起儿童高血压的重要病因，高盐膳食从4岁起就可能升高儿童的血压。

【饮·食·原·则】

①少吃快餐。孩子都喜欢快餐、可乐和方便面等食品，然而，像这样的高盐、高脂肪、高糖和含有咖啡因的食品，都是引发儿童高血压的危险因素。根据"盐分与健康共识行动组织"调查，吃一顿快餐，摄入的盐分是专家建议每日最高摄盐量的两倍多，有些快餐食品含盐量甚至跟海水一样高。

②补充纤维素。纤维素除了可以帮助消化，让食物顺利通过消化道之外，它还可以减弱葡萄糖的吸收，避免过量饮食，同时带走多余的胆固醇，降低患心血管疾病的机会。

③远离碳酸饮料。那些五颜六色的对孩子来说无比诱人的甜甜的碳酸饮料，非常有损健康，可以用鲜果汁加水代替，最好的解渴饮品其实是白开水。

【食·物·选·择】

适合经常食用的食物

①富含纤维素的食物，如小麦、大麦、玉米、荞麦面、薏米面、高粱米、黑米、土豆、白薯等。

②低钠食物，如大米、面粉、小米、玉米、高粱、各种豆类等。

尽量少吃或不吃的食物

①炭烤、烟熏食品，如烤羊肉串等。

②膨化食品，如油炸薯条、雪饼、薯片、虾条、虾片、鸡条等。

橄榄油芹菜拌白萝卜

/ 原料 / 芹菜80克，白萝卜300克，红椒35克

/ 调料 / 橄榄油适量，盐2克，白糖2克，鸡粉
　　　　2克，辣椒油4毫升

/ 做法 /

❶洗净的芹菜拍破，切段；白萝卜切丝；红椒
切丝。❷锅中注入适量清水烧开，放盐，倒入
橄榄油，拌匀，放入白萝卜丝煮沸。❸加入芹
菜段、红椒丝，煮约1分钟至熟捞出，沥干水
分。❹把食材装入碗中，加盐、白糖、鸡粉、
辣椒油、橄榄油拌匀，装盘即可。

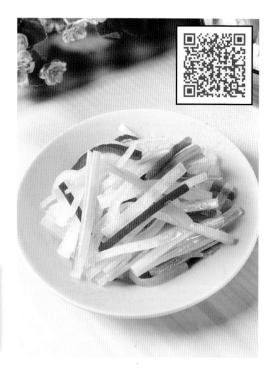

/营/养/功/效/

橄榄油具有降血糖、抗氧化、增
强免疫力等作用，芹菜可辅助
降压。儿童食用本品可稳定血压。

黄豆香菜汤

/ 原料 / 水发黄豆220克，香菜30克

/ 调料 / 盐少许

/ 做法 /

❶将洗净的香菜切长段。❷砂锅中注入适量清
水烧热，倒入洗净的黄豆，盖上锅盖，大火烧
开后转小火煮约30分钟，至食材熟软，揭开锅
盖，按压几下，再撒上切好的香菜，搅散。
❸盖上锅盖，用小火续煮约10分钟，至食材熟
透。❹揭开锅盖，搅拌几下，关火后盛出煮好
的黄豆汤，将汤汁滤在碗中，饮用时加入少许
盐，拌匀即可。

/营/养/功/效/

黄豆中富含大豆皂苷，不含胆固
醇，儿童食用可有效降低人体
胆固醇，预防高血压。

薏米西红柿面

/ 原料 / 挂面200克，瘦肉200克，熟薏米150克，西红柿50克，姜片、葱段各少许

/ 调料 / 盐2克，鸡粉2克，料酒5毫升，生抽5毫升

/ 做法 /

1 洗净的瘦肉切成片，再切丝；洗净的西红柿切成片待用。**2** 锅中注入适量的清水，大火烧热，倒入肉丝、姜片、葱段、薏米，淋料酒稍煮片刻。**3** 倒入西红柿、挂面煮至熟软。**4** 加盐、鸡粉、料酒、生抽搅匀，盛出即可。

/ 营 / 养 / 功 / 效 /

西 红柿所含的脂肪、糖分、热量都很低，本品可帮助儿童高血压患者补充营养，稳定血压。

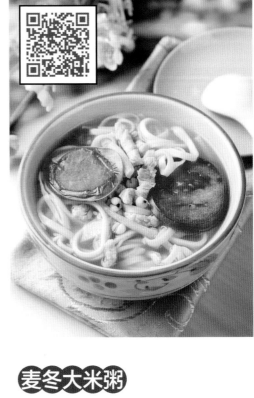

麦冬大米粥

/ 原料 / 水发大米120克，麦冬12克

/ 调料 / 冰糖30克

/ 做法 /

1 砂锅中注入适量清水烧热，放入洗净的麦冬。**2** 盖上盖，用中火煮约30分钟，至其析出有效成分。**3** 揭盖，捞出药材，再倒入洗净的大米，搅拌匀。**4** 盖上盖，烧开后用小火煮约30分钟，至大米熟透。**5** 揭盖，加入冰糖，拌匀，用中火煮至溶化，盛粥装碗即可。

/ 营 / 养 / 功 / 效 /

大 米有滋阴、降血脂等功效。本品有助于缓解高血压所致的心神不宁、失眠、惊悸等症。

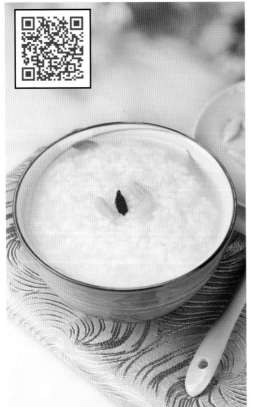

百合玉竹粥

/ 原料 / 水发大米130克，鲜百合40克，水发
　　　　玉竹10克

/ 做法 /
1 砂锅中注入适量清水烧热，倒入洗净的玉
竹，放入洗好的大米，拌匀。2 盖上锅盖，烧
开后用小火煮约15分钟。3 揭开锅盖，倒入洗
净的百合，搅拌均匀。4 再盖上锅盖，用小火
续煮约15分钟至食材熟透，揭开锅盖，搅拌均
匀，关火后盛出煮好的粥即可。

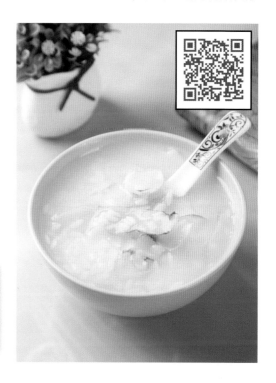

/营/养/功/效/

玉 竹具有养心阴、降血脂等功
效；百合有养心安神的功效。
本品对儿童高血压患者有益。

黄瓜雪梨汁

/营/养/功/效/

雪 梨能增强心肌活力，还有降血
压的作用，且维生素含量丰
富，比较适合高血压患者饮用。

/ 原料 / 黄瓜120克，雪梨130克
/ 做法 /
1 洗好的雪梨切块。2 洗净的黄瓜切丁。3 取
榨汁机，将雪梨、黄瓜倒入搅拌杯中。4 加
水，榨取蔬果汁，倒入杯中即可。

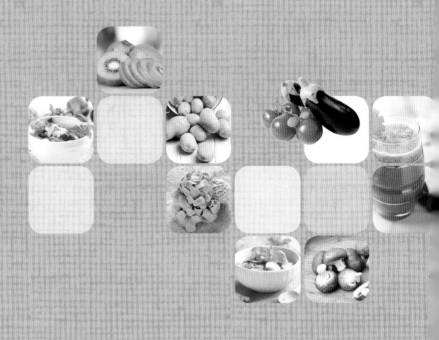

突击高血压，高血压并发症对症食疗

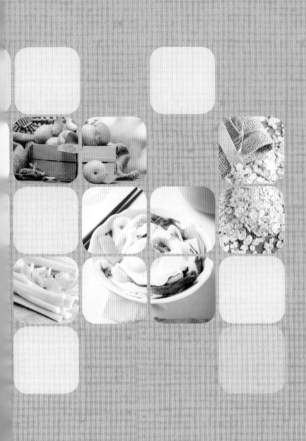

高血压的可怕之处不仅仅是让血压升高，产生头痛、心慌等不适症状，更让人担心的是高血压如果得不到很好的治疗，时间一久，常常并发一些对身体损害性相当大的疾病。本章主要介绍高血压并发症的饮食指导及对症食谱，从而让患者更全面、更有针对性地应对高血压。

高血压并发肥胖症

肥胖症与心血管系统有关，由于肥胖症患者的脂肪组织大量增加，扩充了血管床，血液循环量相对增加，在心率正常的情况下，心搏出量要增加许多，长期的负担过重，导致左心室肥厚，血压升高。

【饮·食·原·则】

①保证蛋白质的充分摄入。肥胖者在利用饮食进行减肥期间，迫使机体尽可能多地消耗脂肪，与此同时，机体的功能性组织和储备蛋白质也会被消耗掉。如果膳食中不注意供给充足的蛋白质，则机体抵抗力会下降，容易患病。

②控制热能和体重。能量摄入过高容易导致肥胖，而肥胖是高血压的一个重要危险因素，所以要适当控制食物的量，不是"能吃就好"地无节制进食，应以正常体重增加为标准调整进食量。

③减少饱和脂肪的摄入量。食物脂肪的热能比应控制在25%左右，最高不应超过30%，而且饱和脂肪要减少，相应增加不饱和脂肪的摄入。即少吃动物性脂肪，而以植物油代之，每天烹饪用油约为20毫升。

④限制辛辣及刺激性食物及调味品。芥末、咖啡、咖喱等这类食物可以刺激胃酸分泌增加，容易使人增加饥饿感，提高食欲，而且这些刺激性食品容易诱发高血压，不利于病情的治疗和康复。

⑤晚餐要少，不吃夜宵。俗话说"早餐要饱，午餐要好，晚餐要少"，其中"晚餐要少"对于减肥特别重要。如果晚餐过饱或夜间又吃夜宵，食物转化的能量不能完全消耗，就会在体内皮下脂肪中储存起来，导致发胖。

【食·物·选·择】

适合经常食用的食物

①瘦身蔬菜，如黄瓜、冬瓜、南瓜、西红柿、茄子、白萝卜、胡萝卜、黄豆芽、白菜、芹菜、百合、海带、豆制品、芦笋等。

②新鲜水果，如苹果、香蕉、橘子、桃子、葡萄、菠萝等。

尽量少吃或不吃的食物

①避免食用高脂食品，如糖果、点心、甜饮料、油炸食品等。

②刺激性食品，如烟、酒、咖啡、浓茶等含有咖啡因的食物。

香菜拌黄豆

/ 原料 / 水发黄豆200克，香菜20克，姜片少许
/ 调料 / 盐2克，芝麻油5毫升，花椒少许
/ 做法 /

1锅中注入适量清水用大火烧开。**2**倒入备好的黄豆、姜片、花椒，加入少许盐，盖上盖，煮开后转小火煮20分钟至食材入味，掀开盖，将食材捞出装入碗中，拣去姜片、花椒。**3**将香菜加入黄豆中，加入盐、芝麻油，持续搅拌片刻，使其入味。**4**将拌好的食材装盘即可。

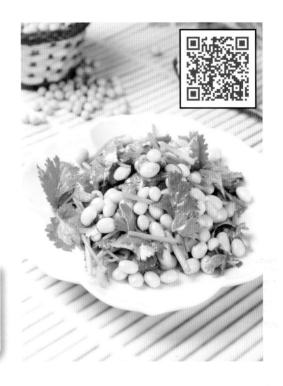

/营/养/功/效/

黄豆可为肥胖型高血压患者补充蛋白质，从而增强体质，促进血压稳定，预防其他疾病的发生。

粉蒸胡萝卜丝

/ 原料 / 胡萝卜300克，蒸肉米粉80克，黑芝麻10克，蒜末、葱花各少许
/ 调料 / 盐2克，芝麻油5毫升
/ 做法 /

1洗净去皮的胡萝卜切片，再切丝。**2**取一个碗，倒入胡萝卜丝，加入少许盐，倒入蒸肉米粉，搅拌片刻，装入蒸盘中。**3**蒸锅上火烧开，放入蒸盘，盖上锅盖，大火蒸5分钟取出。**4**将胡萝卜倒入碗中，加入蒜末、葱花，撒上黑芝麻，再淋入芝麻油，搅匀，装盘即可。

/营/养/功/效/

胡萝卜具有增强免疫力、稳定血压等功效，本品热量低，营养美味，是肥胖型高血压患者的养生食疗佳品。

板栗龙骨汤

/ 原料 / 龙骨块400克，板栗100克，玉米段100
克，胡萝卜块100克，姜片7克

/ 调料 / 料酒10毫升，盐4克

/ 做法 /

1 砂锅中注水烧开，倒入处理好的龙骨块，
加入料酒、姜片拌匀，大火略煮。**2** 倒入玉米
段煮1小时，加入洗好的板栗拌匀。**3** 续煮15
分钟，倒入洗净的胡萝卜块拌匀，续煮15分钟
透。**4** 加盐，搅拌至入味。**5** 装碗即可。

/营/养/功/效/

板栗和龙骨一起熬汤食用，可为高
血压并发肥胖症患者补充必要
的营养，且脂肪量少，可防止发胖。

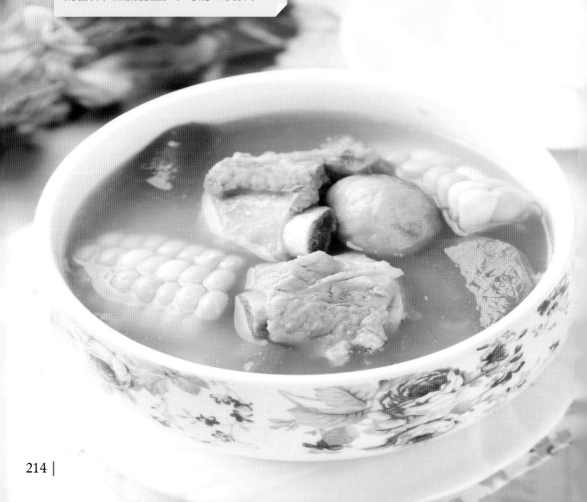

芹菜苹果汁

/ 原料 / 苹果125克，芹菜45克

/ 做法 /

1洗净的芹菜切小段；洗好的苹果切小块。2取备好的榨汁机，倒入切好的食材，注入适量纯净水，盖好盖子。3选择"榨汁"功能，榨取蔬果汁。4断电后倒出榨好的芹菜苹果汁，装入杯中即成。

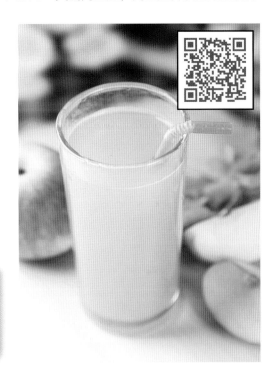

/营/养/功/效/

芹 菜和苹果均富含维生素，能降低血压和血糖，本品对肥胖型高血压患者有较好的食疗作用。

决明子消脂瘦身汤

/ 原料 / 丹参5克，决明子15克，山楂10克，枸杞6克，冬瓜块150克

/ 调料 / 盐2克

/ 做法 /

1丹参、决明子洗净后放入隔渣袋中，系紧袋口，再用清水泡约8分钟；山楂、枸杞分别洗净后浸于清水中泡约8分钟。2砂锅中注入清水，放入洗净的冬瓜块、山楂，烧开后转小火煮约20分钟。3放入隔渣袋，用小火续煮约10分钟；倒入枸杞，搅匀，续煮约10分钟，再加盐调味即可。

/营/养/功/效/

决 明子可降血压、降血脂，本品中山楂和决明子均有减肥的功效，适合肥胖型高血压患者饮用。

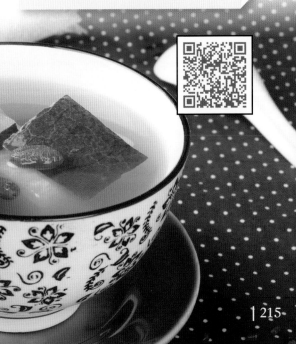

高血压并发高脂血症

高血压人群由于没有得到很好的治疗，饮食上也不多加控制，常常会并发高脂血症，如果血脂过多，容易造成"血稠"，在血管壁上沉积，逐渐形成动脉粥状硬化，而且会增多、增大，逐渐堵塞血管，使血流变慢，严重时血流被中断。

【饮·食·原·则】

①多吃水果蔬菜。食用大量的水果、蔬菜有利于降低胆固醇。

②适当补钾。钾有保护血管、防止动脉壁受损的作用。缺钾可导致高血压患者的动脉壁增厚，从而加大高血压患者发生中风的几率。

③做好饮食控制。甘油三酯增高的高血压患者要吃低脂肪的食物，碳水化合物也要适当控制，也就是说要少吃油脂、甜食和主食，还应忌酒。胆固醇增高的高血压患者要少吃动物油脂和含胆固醇高的食品，如动物内脏、鱿鱼鱼籽、蛋黄等。

④要控制总能量的摄入量。要少吃含糖高和油多的食物，多吃新鲜蔬菜水果，并要增加活动，适当参加体力活动和体育锻炼，以使自己的体重能控制在理想的范围。

⑤限制钠盐的摄入。饮食应以清淡为宜，少吃咸食。吃盐过多，会使血管硬化和血压升高，每天吃盐应在5克以下。

⑥禁食烟酒。治疗高血压并发高脂血症是一个漫长的过程，不仅要长期坚持吃药，而且还应该在生活起居中养成良好的饮食习惯，避免一些不良习惯和不良刺激，禁食烟酒，这样才能真正取得最佳的治疗效果。

【食·物·选·择】

适合经常食用的食物

①多食含钾高的蔬菜，如菠菜、芥菜、苦瓜、香菇、韭菜、冬笋、海带、金针菇、木耳、豆芽等。

②多食富含植物蛋白的食物，如燕麦、花生、玉米、核桃和豆制品等。

③维生素含量丰富的食物，如西瓜皮、山楂、柠檬、蓝莓、柚子、橘子等。

尽量少吃或不吃的食物

①少吃动物脂肪和胆固醇含量高的食物，如牛肝、牛肾、猪肺、猪脾等。

②少吃甜食，如蛋糕、奶油、巧克力、冰激凌等。

金针菇拌粉丝

/ 原料 / 金针菇100克，胡萝卜100克，水发粉
丝100克，香菜15克，蒜末少许

/ 调料 / 盐3克，生抽4毫升，陈醋8毫升，芝
麻油、食用油各适量

/ 做法 /

1金针菇切去根部；洗好去皮的胡萝卜切细
丝；洗净的粉丝、香菜切段。**2**锅中注水烧
开，加盐、食用油，倒入胡萝卜丝、金针菇、
粉丝焯水，捞出装碗。**3**加蒜末、盐、生抽、
陈醋、芝麻油拌匀。**4**撒上香菜拌匀即成。

/营/养/功/效/

金 针菇可抑制血脂升高，降低胆
固醇含量，本品对预防高血压
并发高脂血症有一定的食疗效果。

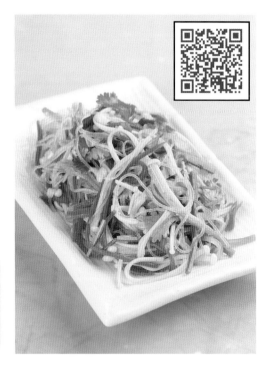

生菜南瓜沙拉

/ 原料 / 生菜70克，南瓜70克，胡萝卜50克，
牛奶30毫升，紫甘蓝50克

/ 调料 / 沙拉酱、番茄酱各适量

/ 做法 /

1洗净去皮的胡萝卜、南瓜切丁；择洗好的生
菜切块；洗净的紫甘蓝切丝。**2**锅中注水烧
开，倒入胡萝卜、南瓜氽煮至断生，倒入紫甘
蓝略煮，捞出放入凉水中，冷却后捞出。**3**将
氽好的食材装入碗中，放入生菜，搅匀。**4**取
一个盘，倒入蔬菜、牛奶，挤上沙拉酱、番茄
酱即可。

/营/养/功/效/

本 品热量低，且含有丰富的维生
素、矿物质，在补充营养的同
时还能帮助稳定血压，降低血脂。

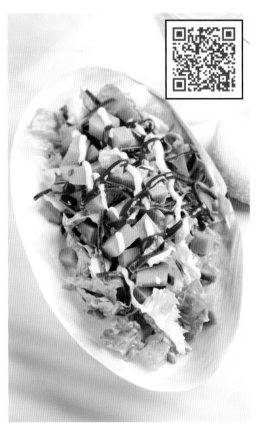

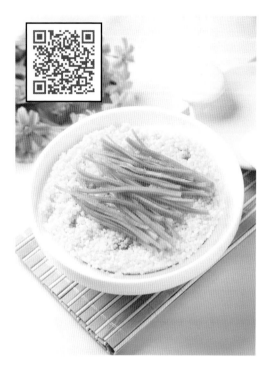

胡萝卜丝蒸小米饭

/ 原料 / 水发小米150克，去皮胡萝卜100克
/ 调料 / 生抽适量
/ 做法 /

1 洗净的胡萝卜切片，再切丝。2 取一碗，加入洗好的小米，倒入适量清水，待用。3 蒸锅中注入适量清水烧开，放上小米，盖上锅盖，中火蒸40分钟至熟。4 揭开锅盖，放上胡萝卜丝，盖上锅盖，续蒸20分钟至熟透，揭开锅盖，关火后取出蒸好的小米饭，加上适量生抽即可。

/营/养/功/效/

本品含有蛋白质、维生素、钙、镁等有益于稳定血压的营养物质，对高血压并发高脂血症有益。

/营/养/功/效/

黄瓜可以降低血液中胆固醇、甘油三酯的含量，本品对高血压、高血脂等都有食疗作用。

黄瓜菠萝汁

/ 原料 / 菠萝肉100克，黄瓜70克，橙子肉60克
/ 做法 /

1 菠萝肉、黄瓜、橙子肉切小块。2 取榨汁机，倒入切好的食材。3 注水，盖好盖子。4 选择"榨汁"功能，榨出蔬果汁，装入杯中即成。

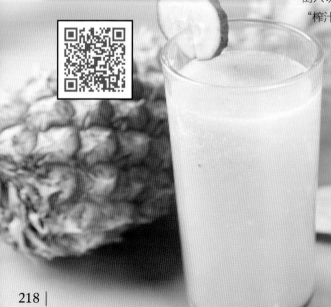

香菜炒鸡丝

/ 原料 / 鸡胸肉400克，香菜120克，彩椒80克

/ 调料 / 盐3克，鸡粉2克，水淀粉4毫升，料
酒10毫升，食用油适量

/ 做法 /

1 洗净的香菜切去根部，切段；洗好的彩椒、鸡胸肉切丝。**2** 鸡肉丝放入碗中，加盐、鸡粉、水淀粉、食用油拌匀，腌渍10分钟。**3** 热锅注油烧热，倒入鸡肉丝滑油至变色，捞出，沥干油。**4** 锅底留油，倒入彩椒丝，略炒。**5** 放入鸡肉丝，淋入料酒，加鸡粉、盐炒匀。**6** 放入香菜炒匀，装盘即可。

/营/养/功/效/

鸡 肉益气补虚，高血压患者食用可增强体质。本品适合高血压并发高脂血症患者食用。

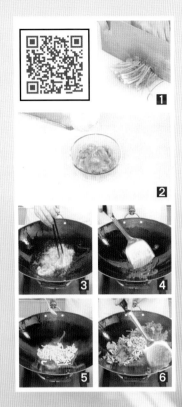

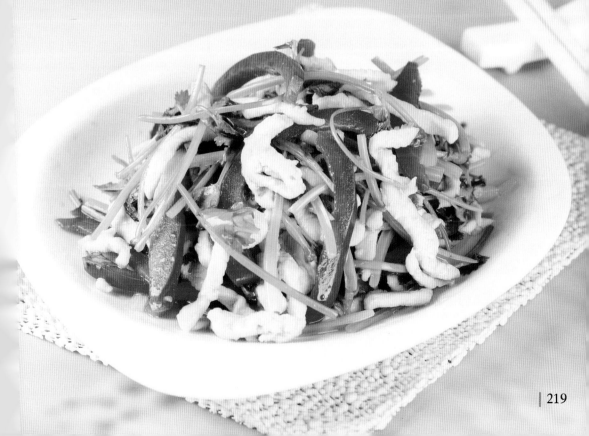

高血压并发糖尿病

【致·病·因·素】

高血压和糖尿病共同的发病基础是胰岛素抵抗，即由于各种原因胰岛素不能在体内发挥降血糖作用，胰岛素主要在肝脏和肌肉组织中发挥降血糖作用。高血压会造成局部供血不足，从而引起或加重高血压患者的大血管和微血管并发症。

【饮·食·原·则】

①食物应少盐。食用盐的主要成分——氯化钠，钠元素是我们体内不可缺少的一种化学元素，广泛地存在于体内各种组织器官内，可以调节体内水分，增强神经肌肉的兴奋性，维持酸碱平衡和血压的正常功能。适量或少量地摄取盐，也就是摄入钠，可以保证机体部分重要功能的正常运作，而过量地食用容易造成高血压。

②多摄入富含膳食纤维的食物。高纤维食品有助于预防心脏病。吃高纤维食物不仅可以帮助排出身体里的有毒物质和废物，还可以减肥，使身体变得更加健康。

③主食多选择血糖指数较低的全谷类和粗粮。目前糖尿病膳食控制指南通常不要求糖尿病患者显著减少碳水化合物的摄入量，但强调选择升糖指数较低的食物。

④适当食用豆类及豆制品。豆类食品富含蛋白质、无机盐和维生素，且豆油含不饱和脂肪酸，能降低血清胆固醇及甘油三酯。

⑤戒烟、限酒。酒中所含的酒精不含其他营养素只供热能，每克酒精产热约7千卡，长期饮用对肝脏不利，而且易引起血清甘油三酯的升高。少数患者空腹饮酒后引起低血糖反应，所以，为了安全还是不饮酒为佳。

【食·物·选·择】

适合经常食用的食物

①五谷杂粮，如莜麦面、荞麦面、燕麦面、玉米面等富含B族维生素、多种微量元素及植物纤维的主食，长期食用可降低血糖、血脂。

②降糖食物，如苦瓜、洋葱、香菇、柚子、南瓜可降低血糖，是糖尿病患者最理想食物。

尽量少吃或不吃的食物

①高胆固醇食物，如动物油、黄油、奶油、肥肉、动物内脏及脑髓、蛋黄、松花蛋等。

②高糖食物，如奶油、甘蔗、甜菜、巧克力等。

芹菜胡萝卜丝拌腐竹

/ 原料 / 芹菜85克，胡萝卜60克，水发腐竹
140克

/ 调料 / 盐、鸡粉各2克，胡椒粉1克，芝麻油
4毫升

/ 做法 /

1 洗好的芹菜切成长段；洗净去皮的胡萝卜切丝；洗好的腐竹切段。2 锅中注水烧开，倒入芹菜、胡萝卜略煮，放入腐竹拌匀，煮至食材断生捞出。3 取碗，倒入焯过水的材料。4 加盐、鸡粉、胡椒粉、芝麻油拌匀即可。

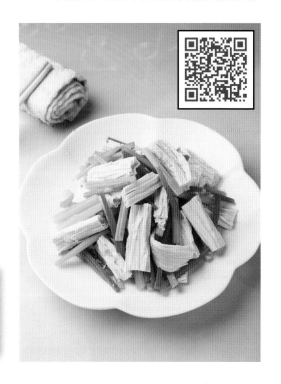

/营/养/功/效/

胡萝卜可降糖、降血压；芹菜含糖量低，且有一定的降压功效。本品对高血压并发糖尿病患者有益。

凉拌香菇粉皮

/ 原料 / 凉皮270克，鲜香菇40克，黄瓜75克，胡萝卜60克，葱段少许

/ 调料 / 盐2克，鸡粉少许，生抽5毫升，陈醋8毫升，芝麻油适量

/ 做法 /

1 洗净的鲜香菇切片；胡萝卜、黄瓜切丝；葱段用横刀切开。2 取碗，加盐、生抽、鸡粉、陈醋、芝麻油拌成味汁。3 香菇片、胡萝卜焯水后捞出。4 取盘子，放凉皮、胡萝卜丝、黄瓜丝、香菇片、葱段，浇上味汁，摆好盘即成。

/营/养/功/效/

胡萝卜可降血压；香菇中所含香菇素可预防血管硬化。本品对心血管疾病有较好的预防作用。

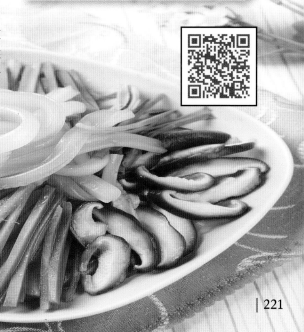

胡萝卜板栗排骨汤

/ 原料 / 排骨段300克，胡萝卜120克，板栗肉
65克，姜片少许

/ 调料 / 料酒12毫升，盐2克，鸡粉2克，胡椒
粉适量

/ 做法 /

1洗净去皮的胡萝卜切小块。**2**锅中注水烧开，加料酒，放入洗净的排骨汆水，捞出。**3**砂锅注水烧开，倒入排骨、姜片、板栗肉，淋料酒拌匀，烧开后用小火煮30分钟。**4**倒入胡萝卜搅匀，小火续煮25分钟。**5**加盐、鸡粉调味，小火略煮，撒上胡椒粉煮至入味，装碗即可。

/营/养/功/效/

胡萝卜具有降血压、降血糖的功效。本品适合高血压并发糖尿病患者少量食用。

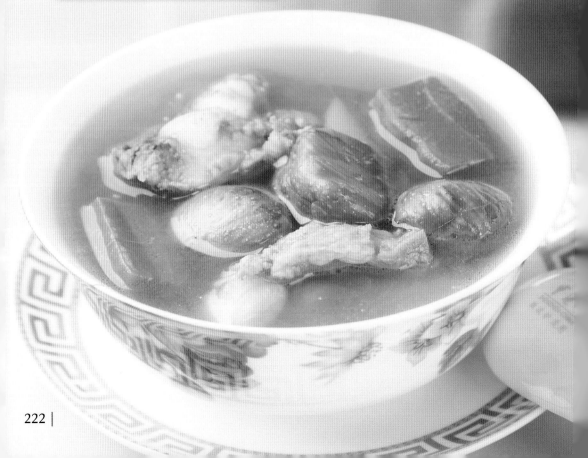

南瓜面片汤

/ 原料 / 馄饨皮100克，南瓜200克，香菜叶少许
/ 调料 / 盐、鸡粉各2克，食用油适量
/ 做法 /

1洗好去皮的南瓜切厚片，再切条，改切成丁，备用。**2**用油起锅，倒入切好的南瓜，炒匀，加入适量清水，煮约1分钟，放入馄饨皮，搅匀。**3**加入盐、鸡粉，拌匀，煮约3分钟至食材熟软。**4**关火后盛出煮好的面汤，装入碗中，点缀上香菜叶即可。

/营/养/功/效/

南瓜具有促进新陈代谢、降血压、降血糖等功效。本品可辅助高血压并发糖尿病的治疗。

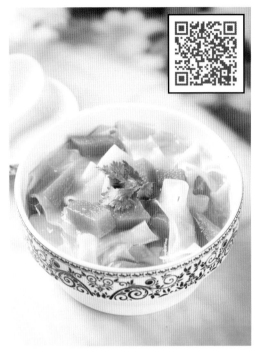

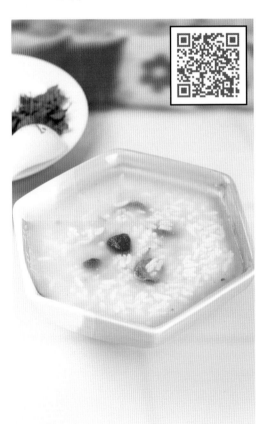

罗布麻山楂粥

/ 原料 / 罗布麻6克，干山楂30克，水发大米170克
/ 调料 / 冰糖25克
/ 做法 /

1砂锅中注入适量清水烧开，放入洗净的罗布麻，拌匀，盖上锅盖，用小火煮15分钟，至其完全析出有效成分。**2**揭开锅盖，将药渣捞干净，倒入备好的大米、山楂，搅拌均匀，盖上锅盖，用小火再煮40分钟，至食材熟透。**3**揭开锅盖，放入备好的冰糖，搅拌片刻，煮至冰糖完全溶化。**4**盛出即可食用。

/营/养/功/效/

山楂、罗布麻均有很好的降血压功效。本品可辅助高血压的治疗，防治并发糖尿病。

高血压并发冠心病

【致·病·因·素】

高血压患者由于高压血流长期冲击血管壁，引发动脉血管内膜的机械性损伤，血管张力增高，也易导致弹力纤维断裂，并且血压越高，这种损伤就越严重，血管内膜损伤和弹力纤维断裂是脂质沉积于血管壁和附壁血栓形成的前提，因此，高血压常常会并发冠心病。

【饮·食·原·则】

①限制脂肪的摄入。烹调时，选用植物油，可多吃海鱼，海鱼含有不饱和脂肪酸，能使胆固醇氧化，从而降低血浆胆固醇，还可减缓血小板的凝聚，抑制血栓形成，防止中风，还含有较多的亚油酸，对增加微血管的弹性、防止血管破裂、防止高血压并发冠心病有一定的作用。

②适量摄入蛋白质。高血压病人每日蛋白质的摄入量为每公斤体重1g为宜。每周以吃2~3次鱼类为宜。

③适当增加海产品摄入。用海产品代替传统动物蛋白可降低患冠心病的风险。

④食用富含钙和钾的食物。食物中的钙离子和钾离子可以对抗钠离子，从而可以起到保护血管和细胞的作用，对高血压并发冠心病有一定的防治作用。

⑤少吃肉汤类。因为肉汤中含氮浸出物增加，从而使得体内尿酸增加，加重心、肝、肾脏的负担。

⑥控制糖类的摄入。精米、精面中富含糖类，过多的糖类可致血中甘油三酯含量升高，因此每日饮食中糖类总量应占总热量的55%~60%为宜。由于粗粮、杂粮中富含纤维素，有利于排出胆固醇，因此，提倡饮食中应有适当比例的粗杂粮。

【食·物·选·择】

适合经常食用的食物

①含钾、钙丰富而含钠低的食品，如土豆、茄子、海带、莴笋。

②含钙高的食品，如牛奶、酸奶、虾皮。

③海产品，如海带、紫菜、海产鱼等。

尽量少吃或不吃的食物

①动物脂肪，如猪油、黄油、羊油、鸡油等。

②肥肉，如包括猪、牛、羊等肥肉。

③胆固醇含量高的食物，如猪脑、猪内脏、鱼子等。

生菜紫甘蓝沙拉

/ 原料 / 生菜100克，紫甘蓝100克

/ 调料 / 沙拉酱少许，盐、白糖、白醋、香油各适量

/ 做法 /

1 择洗好的生菜对半切开，再切成小块；洗净的紫甘蓝切成小块。**2** 取一个碗，倒入生菜、紫甘蓝，搅拌匀。**3** 加入少许盐、白糖、白醋、香油，搅拌匀。**4** 取一个盘子，倒入拌好的蔬菜，挤上少许的沙拉酱即可。

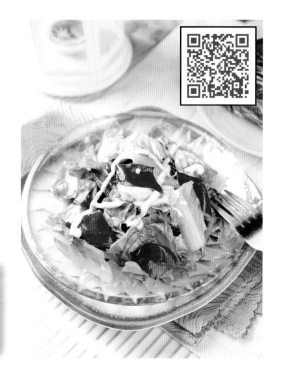

/营/养/功/效/

紫甘蓝可增强免疫力；生菜可促进血液垃圾排出。本品可促进新陈代谢，预防心血管疾病的发生。

乌醋花生黑木耳

/ 原料 / 水发黑木耳150克，去皮胡萝卜80克，花生100克，朝天椒1个，葱花8克

/ 调料 / 生抽3毫升，乌醋5毫升

/ 做法 /

1 洗净的胡萝卜切丝。**2** 胡萝卜丝、黑木耳焯水后捞出，装碗。**3** 加入花生米。**4** 放入切碎的朝天椒，加生抽、乌醋拌匀，装盘，撒上葱花点缀即可。

/营/养/功/效/

花生所含的白藜芦醇能使血流顺畅，预防动脉硬化，从而有效降低高血压并发冠心病的发生概率。

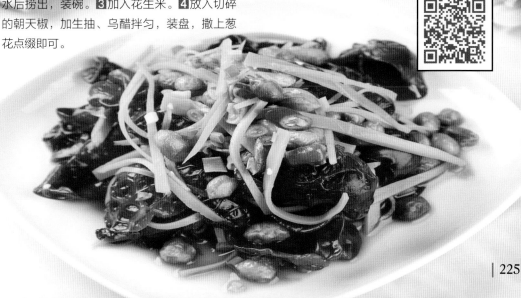

玉竹烧胡萝卜

/ 原料 / 胡萝卜85克，高汤300毫升，玉竹少许

/ 调料 / 盐、鸡粉各2克，食用油适量

/ 做法 /

1 洗好的玉竹切成小段；洗净去皮的胡萝卜切片，再切条形，用斜刀切块，备用。**2** 用油起锅，倒入胡萝卜，炒匀炒香，注入高汤，倒入玉竹，搅匀。**3** 烧开后用小火煮约10分钟至熟，加入少许盐、鸡粉。**4** 炒匀调味，用大火收汁，至汤汁收浓，盛出锅中的菜肴即可。

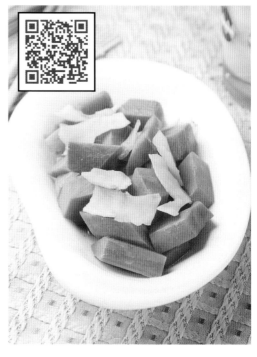

/营/养/功/效/

胡 萝卜富含维生素C，能够降低血压、保护心脏，预防心脑血管疾病的发生。

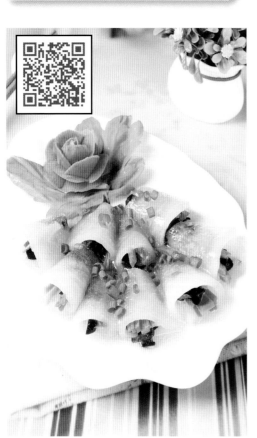

蒸冬瓜肉卷

/ 原料 / 冬瓜400克，水发木耳90克，午餐肉200克，胡萝卜200克，葱花少许

/ 调料 / 鸡粉2克，水淀粉4毫升，芝麻油、盐各适量

/ 做法 /

1 泡发好的木耳、洗净去皮的胡萝卜、午餐肉切丝；洗净去皮的冬瓜切薄片，焯水后捞出。**2** 冬瓜片上放午餐肉、木耳、胡萝卜，卷起，定型制成卷。**3** 冬瓜卷入蒸锅蒸10分钟取出。**4** 热锅注水烧开，放盐、鸡粉、水淀粉、芝麻油拌匀，淋在冬瓜卷上，撒上葱花即可。

/营/养/功/效/

冬 瓜属于高钾低钠食物，可排钠降压、利尿消肿、降低血液中的胆固醇；午餐肉可为机体补充营养，增强抗病能力。

空心菜肉丝炒荞麦面

/ 原料 / 空心菜120克，荞麦面180克，胡萝卜65克，瘦肉丝35克

/ 调料 / 盐3克，鸡粉少许，老抽、料酒各2毫升，生抽5毫升，水淀粉、食用油各适量

/ 做法 /

1洗净去皮的胡萝卜切细丝；瘦肉丝装碗，加盐、生抽、料酒、水淀粉拌匀，腌渍。**2**锅中注水烧开，倒入荞麦面煮熟，捞出。**3**瘦肉丝入油锅滑油至变色，捞出。**4**用油起锅，倒入空心菜梗、荞麦面炒匀，倒入瘦肉丝、胡萝卜丝炒匀，放入空心菜叶。**5**加盐、生抽、老抽、鸡粉炒至食材入味，盛出即成。

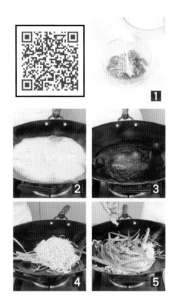

/营/养/功/效/

空心菜是碱性食物，并含有钾，可调节水液平衡、降低血压，本品对心血管病患者有益。

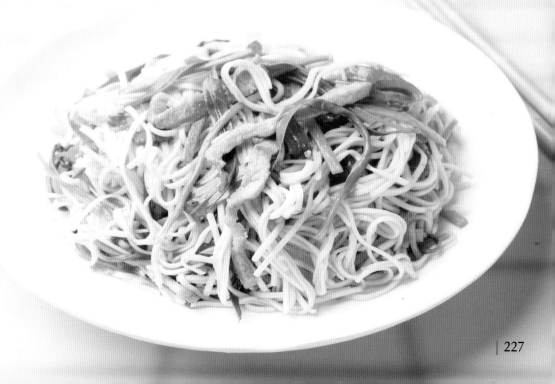

高血压并发脑血管病

【致·病·因·素】

高血压引起脑血管病的机制，主要是加速脑动脉硬化引起的。由于长期的高血压可导致小动脉管壁发生病变，管腔变狭窄，内膜增厚，当脑血管管腔进一步狭窄或闭塞时，可使脑组织缺血缺氧而导致脑血栓形成。高血压还可引起小动脉壁透明样变，纤维素样坏死，进而形成微小动脉瘤。当血压骤升时，可使这种已经变硬、脆弱的血管破裂，从而发生脑出血。

【饮·食·原·则】

①均衡饮食。饮食上要坚持少盐、少糖、少油，定时定量，多吃蔬菜及补充水分，少吃动物性油脂与动物内脏。

②饮食应营养丰富且易于消化。不挑食，均衡营养以满足人体对蛋白质、维生素、无机盐和总热能的需要。

③多饮水、多食半流质食物。高血压并发脑血管病患者应有充足的水分供应，日常膳食中也应有干有稀、有饭有汤，常食稀粥，对少数不愿饮水者，可适当吃一些多汁的新鲜水果。多饮汤水可促进机体新陈代谢，对高血压并发脑血管病非常有益。

④忌油腻。对高血压并发脑血管病患者来说，日常饮食一定要清淡，平时应多吃新鲜蔬菜以及水果，或者是豆制品，还可适当吃一些瘦肉及鱼类，尽量少吃或不吃过于油腻或高脂肪的食物。

⑤戒烟戒酒。香烟的数百种成分中，除尼古丁外，与心血管损害有关的还有一氧化碳、氮氧化合物及难以被过滤嘴滤除的自由基。这些物质可导致组织和心肌缺氧，诱发冠状动脉痉挛，使血液黏滞度增高；过量饮酒可导致血压及胆固醇的升高。因此，高血压并发脑血管病患者需戒烟戒酒。

【食·物·选·择】

适合经常食用的食物

①补充蛋白质以供给身体所需要的氨基酸，如蛋清、瘦肉、鱼类、豆腐、豆芽、豆腐干、豆油等。

②含钾、钙丰富的食物，如牛奶、土豆、茄子、海带等。

③具有降脂功效的食物，如粗杂粮、米糠、麦麸、干豆类、海带、蔬菜、水果等。

尽量少吃或不吃的食物

①油脂含量高的食物，如油炸、油煎或油酥的食物及猪皮、鸡皮、鸭皮、鱼皮等。

②刺激类食物，如芥末、咖喱、烟、酒等。

五香黄豆香菜

/ 原料 / 水发黄豆200克，香菜30克，姜片、
　　　　葱段、香叶、八角各少许
/ 调料 / 盐2克，白糖5克，芝麻油、食用油各
　　　　适量，花椒少许
/ 做法 /

1洗净的香菜切段。**2**用油起锅，倒入八角、花椒爆香，撒上姜片、葱段、香叶炒香，加白糖、盐炒匀。**3**注入清水，倒入黄豆烧开后转小火卤30分钟，盛出材料，滤在碗中，拣出香料。**4**撒上香菜，加盐、芝麻油拌匀即可。

/营/养/功/效/

黄豆所含不饱和脂肪酸和大豆磷脂能保持血管弹性，防止血管硬化。

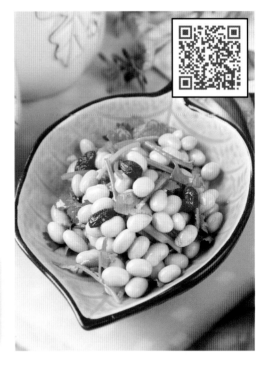

桔梗拌海蜇

/ 原料 / 水发桔梗100克，熟海蜇丝85克，葱
　　　　丝、红椒丝各少许
/ 调料 / 盐、白糖各2克，胡椒粉、鸡粉各适
　　　　量，生抽5毫升，陈醋12毫升
/ 做法 /

1将洗净的桔梗切细丝，备用。**2**取一个碗，放入切好的桔梗，倒入备好的海蜇丝。**3**加入少许盐、白糖、鸡粉，淋入适量生抽，再倒入适量陈醋，撒上胡椒粉。**4**搅拌一会儿，至食材入味，盛入盘中，点缀上少许葱丝、红椒丝即可。

/营/养/功/效/

海蜇中富含的多种矿物质和微量元素可有效降低血脂，本品适合高血压并发脑血管病患者食用。

菊花核桃粥

/ 原料 / 水发大米95克，胡萝卜75克，核桃仁20克，菊花10克，葱花少许

/ 做法 /

1 洗净去皮的胡萝卜切片，再切条形，改切成丁，备用。**2** 砂锅中注入适量清水烧开，倒入备好的胡萝卜、大米、核桃仁，拌匀。**3** 盖上盖，烧开后用小火煮约30分钟。**4** 揭开锅盖，倒入洗净的菊花，拌匀，煮出香味。**5** 撒上葱花，拌匀，盛出煮好的粥即可。

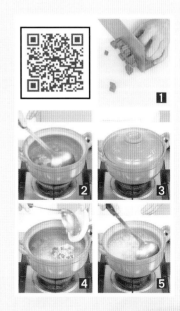

/营/养/功/效/

核桃为大脑细胞代谢提供重要物质，且有一定的降压作用，本品对高血压并发脑血管病患者有益。

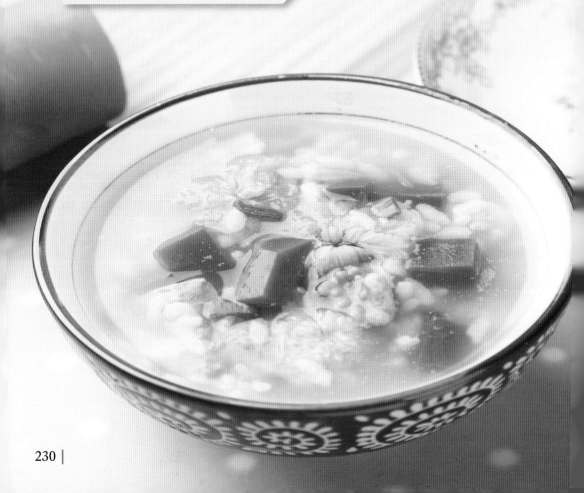

圣女果胡萝卜汁

/ 原料 / 圣女果120克，胡萝卜75克

/ 做法 /

1去皮洗净的胡萝卜切丁块；洗净的圣女果对半切开。2取备好的榨汁机，选择搅拌刀座组合，倒入切好的胡萝卜和圣女果。3注入适量纯净水，盖上盖子。4选择"榨汁"功能，榨出汁水，断电后倒出汁水，装入杯中即成。

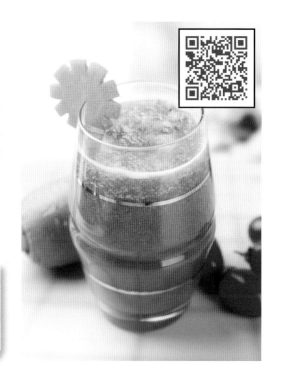

/营/养/功/效/

本品具有生津止渴、降低血压、降低血脂等功效，适合心脑血管疾病患者饮用。

丹参红花陈皮汤

/ 原料 / 陈皮2克，红花、丹参各5克

/ 做法 /

1砂锅中注清水，倒入红花、丹参。2放入陈皮拌匀。3用大火煮开后转小火煮10分钟。4盛出，装入杯中即可。

/营/养/功/效/

丹参具有行气化瘀、降压降脂的功效；红花可活血化瘀。本品可用于高血压并发脑血管病的治疗。

高血压并发肾病

肾脏本身用于过滤体内毒素，通过尿液排出多余的水和钠盐，同时防止蛋白、血细胞等漏出血管。高血压使得血管内血液压力增高，导致蛋白漏至尿液里，蛋白一旦漏出会对肾脏的滤网系统造成破坏。血压高，长期控制不住，造成的结构破坏难以逆转，就会逐渐出现肾功能损害甚至慢性肾衰竭，其最后严重的阶段为尿毒症。

【饮·食·原·则】

①适当减少饮食中蛋白质含量。减少蛋白质的摄入可降低蛋白尿对肾脏的损伤，还有利于降低血磷和减轻酸中毒，因为摄入蛋白质时常伴有磷及其他无机酸离子的摄入。

②适当补充碳水化合物。高血压并发肾病患者由于限制蛋白质摄入，热能就主要由碳水化合物来供给，所以饮食中的糖类应适当提高，以满足机体对热能的需求。另外，充足的热能供给可减少蛋白质的消耗，减轻肾脏的负担，并可使摄入的少量蛋白质完全用于组织的修复与生长发育。

③补充维生素。高血压并发肾病患者常伴有维生素缺乏，这一方面与饮食限制有关，另一方面与疾病使代谢异常有关。因此患者饮食上应注意富含维生素，尤其要注意补充B族维生素和维生素C等。

④限制盐的摄入量。每日应逐渐减至5克以下，即普通啤酒盖去掉胶垫后，一平盖食盐约为5克。这量指的是食盐量，包括烹调用盐及其他食物中所含钠折合成食盐的总量，适当地减少钠盐的摄入有助于降低血压，减少体内的钠水潴留。

【食·物·选·择】

适合经常食用的食物

①低钠的食品，如大米、苹果、黄豆、葵花籽、核桃、牛奶、花生、红枣、蒜苗、紫菜以及鱼虾等。

②富含维生素的食物，如小麦胚芽、猪瘦肉、大豆、花生、黑米、胚芽米、香菇、白菜、西红柿等。

③富含叶酸的食物，如香蕉、猕猴桃、草莓、龙须菜、小白菜、橘子、樱桃等。

尽量少吃或不吃的食物

①发物，如公鸡、鲤鱼、老猪肉、鹅等。

②高动物脂肪，如肥肉、肉皮、鸡皮、鸭皮等。

葡萄苹果沙拉

/ 原料 / 葡萄80克，去皮苹果150克，圣女果
　　　40克，酸奶50克

/ 做法 /
1洗净的圣女果对半切开。2洗好的葡萄摘取
下来。3苹果切开去籽，切成丁。4取一盘，
摆放上圣女果、葡萄、苹果，浇上酸奶即可。

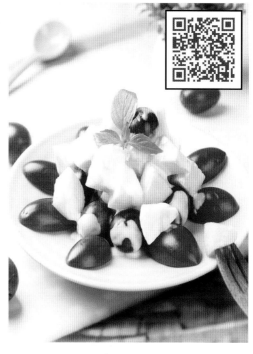

/营/养/功/效/

葡萄具有暖肾的功效；酸奶有降低
人体中血清胆固醇的作用。本品
是高血压并发肾病患者的食疗佳品。

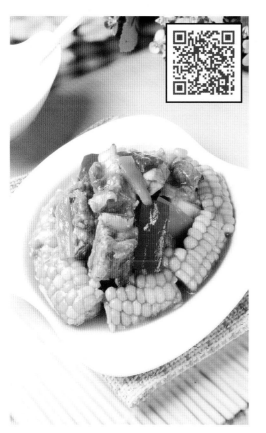

玉米烧排骨

/ 原料 / 玉米300克，红椒50克，青椒40克，
　　　排骨500克，姜片少许
/ 调料 / 料酒8毫升，生抽5毫升，盐3克，鸡
　　　粉2克，水淀粉4毫升，食用油适量
/ 做法 /
1处理好的玉米切小块；洗净的红椒、青椒切
段；排骨氽水后捞出。2热锅注油烧热，倒入
姜片爆香，倒入排骨，淋入料酒、生抽炒匀。
3注清水，倒入玉米，加盐翻炒片刻，煮开后
转小火焖25分钟，倒入红椒、青椒炒匀。4加
鸡粉、水淀粉炒匀，盛出即可。

/营/养/功/效/

玉米具有加速代谢、增强免疫力
的功效；排骨有补肾的功效。
本品可改善肾功能，降低心血管疾病
的发生概率。

牛膝香菇煲瘦肉

/ 原料 / 西芹250克，瘦肉300克，高汤150毫升，香菇15克，葱段、姜片、牛膝、蒜末各少许

/ 调料 / 盐2克，鸡粉2克，料酒8毫升

/ 做法 /

1 摘洗好的西芹切小段；洗净的香菇切成厚片；处理干净的瘦肉切成薄片。**2** 砂锅中注水烧热，倒入牛膝，大火煮15分钟。**3** 倒入瘦肉、香菇、葱段、姜片，倒入高汤，加料酒，大火煮15分钟。**4** 放入西芹，加入盐、鸡粉，搅匀调味，盛出即可。

/营/养/功/效/

香 菇具有增强免疫力、延缓衰老等功效；牛膝可补肾强骨。本品对高血压并发肾病患者有益。

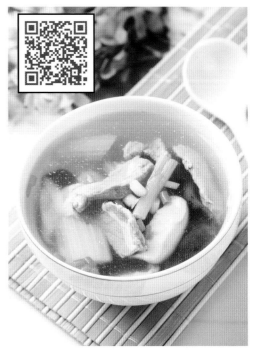

玉米须薏米绿豆汤

/ 原料 / 玉米须20克，水发绿豆、水发薏米各50克

/ 做法 /

1 砂锅中注入适量清水，用大火烧开。**2** 放入洗净的绿豆、薏米、玉米须。**3** 盖上锅盖，烧开后转小火煮30分钟，至薏米、绿豆熟透。**4** 揭开盖，把汤料盛出，装入汤碗中即可。

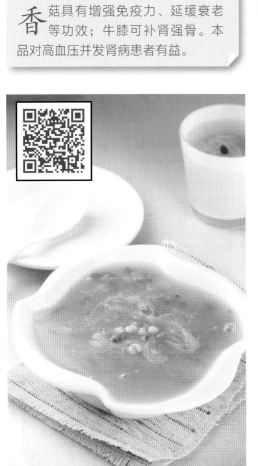

/营/养/功/效/

玉 米须有助于降血压、缓解高脂血症。本品具有利尿消肿、加速代谢体内废物、降低血压的作用。

南瓜鸡蛋面

/ 原料 / 切面300克，鸡蛋1个，紫菜10克，海
米15克，小白菜25克，南瓜70克

/ 调料 / 盐2克，鸡粉2克

/ 做法 /

1 洗净去皮的南瓜切薄片。**2** 锅中注水烧开，倒入海米、紫菜，放入南瓜片煮至断生。**3** 放入切面煮至沸腾，加盐、鸡粉。**4** 放入洗净的小白菜煮软。**5** 捞出食材，放入汤碗中。**6** 锅中面汤煮沸，打入鸡蛋煮至成形。**7** 盛出，摆放在碗中即可。

/营/养/功/效/

南瓜有清热利尿、降血压的功效。本品可补充营养，适合高血压并发肾病患者少量食用。

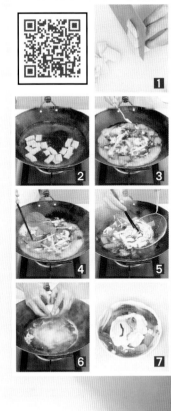

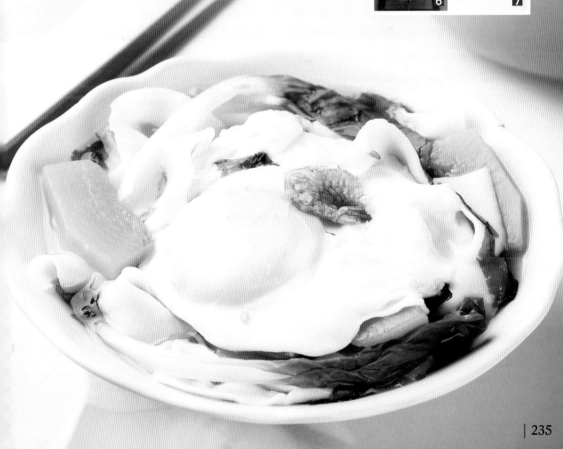

高血压并发痛风

||【致·病·因·素】|

高血压与痛风可相互影响、相互加重。更为重要的是，很多降压药都会影响尿酸的生成和排泄，导致人体内尿酸浓度的升高，从而诱发或加重痛风和高尿酸血症。

||【饮·食·原·则】|

①多吃碱性食物。多吃碱性食物，能使尿液偏碱性，有利于酸性结石的溶解。

②限制高胆固醇和高脂肪食物的摄入。高脂肪、高胆固醇饮食容易导致动脉硬化，高脂肪还有阻碍肝肾排泄尿酸的作用，使尿酸升高。

③多吃富含钾的食物。钾进入人体，有对抗钠引起的升压和血管损伤作用，促进尿液中的尿酸溶解，减少尿酸沉淀，增加尿酸排出量，防止尿酸性结石形成。

④适当补水。高血压并发痛风患者每日应该喝水2000毫升至3000毫升，可促进尿酸排出。饮水尽量均匀，每小时一杯。

⑤限制嘌呤摄入。嘌呤含量过高容易诱发痛风，动物性食品中嘌呤含量较多。患者禁食内脏、骨髓、海味、发酵食物、豆类等。

||【食·物·选·择】|

适合经常食用的食物

①植物油，如菜油、花生油、橄榄油、茶油或芝麻油、玉米油、椰子油等。

②含钾丰富的食物，如香蕉、猕猴桃、桃、梨、柿子、菠萝、橘子、柑橙、苹果、杏、红枣、葡萄、西瓜、土豆、西蓝花、西芹、茄子、芥菜、蒜苗、海带、紫菜、苋菜、油菜及白菜等。

③碱性食物，如核桃、杏仁、香菜、大蒜、芹菜、荠菜、玉米、胡萝卜、菊花、葫芦、海带、冬瓜、黄瓜、茄子、萝卜、荸荠、洋葱、西红柿、苹果、香蕉、山楂、柿子、西瓜、红枣、桑葚、柠檬、橘子等。

尽量少吃或不吃的食物

①高嘌呤食物，如动物内脏，部分海产品如沙丁鱼、凤尾鱼、鳟鱼、虾、蟹、贝类，还有浓肉汁、浓鸡汤、火锅汤、卤制品、菌菇类等。

②刺激性食物，如咖啡、浓茶、可可等。

③避免酒精饮品，如酒精虽然不含有嘌呤，但它会影响尿酸代谢，增加血液中的尿酸含量，所以高血压并发痛风患者应该尽量避免饮酒。

老虎菜拌海蜇

/ 原料 / 海蜇皮250克，黄瓜200克，青椒50克，红椒60克，洋葱180克，西红柿150克，香菜少许

/ 调料 / 生抽5毫升，陈醋5毫升，白糖3克，芝麻油3毫升，辣椒油3毫升

/ 做法 /

1 洗净的西红柿切片；洗净的黄瓜、青椒、红椒、洋葱切丝。2 海蜇皮氽水后捞出。3 海蜇皮装碗，加生抽、陈醋、白糖、芝麻油、辣椒油、香菜拌匀。4 取一个盘子，摆上西红柿、洋葱、黄瓜，放上青椒、红椒、海蜇皮即可。

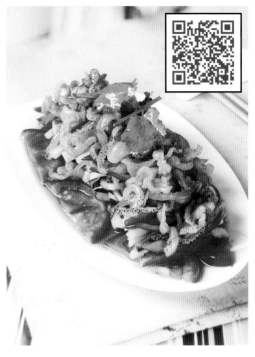

/营/养/功/效/

海 蜇皮嘌呤含量低，且有一定的降压、降脂功效。本品对高血压并发痛风患者有益。

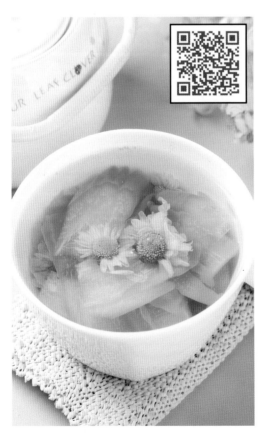

苦瓜菊花汤

/ 原料 / 苦瓜500克，菊花2克

/ 做法 /

1 洗净的苦瓜对半切开，刮去瓤籽，斜刀切块。2 砂锅中注入适量的清水，大火烧开。3 倒入苦瓜，搅拌片刻，倒入菊花。4 搅拌片刻，煮开后略煮一会儿至食材熟透，关火，将煮好的汤盛出装入碗中即可。

/营/养/功/效/

苦 瓜为低嘌呤的碱性食物，可促进尿酸的排泄，同时有一定的降压功效；菊花可降低血压。本品可辅助高血压并发痛风的治疗。

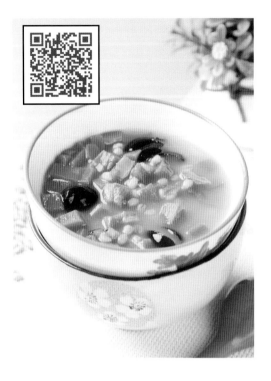

南瓜大麦汤

/ 原料 / *去皮南瓜200克，水发大麦300克，去核红枣4个*

/ 调料 / *白糖2克*

/ 做法 /

1洗净的南瓜切粗条，改切成丁。**2**砂锅注水，倒入大麦，放入红枣，加锅盖，用大火煮开后转小火续煮30分钟至食材熟透。**3**揭开锅盖，倒入切好的南瓜，加锅盖，煮10分钟至熟软。**4**揭开锅盖，放入白糖，搅拌至溶化，关火后盛出南瓜大麦汤，装碗即可。

/营/养/功/效/

南瓜为低嘌呤碱性食物，且富含钾，不仅有利于尿酸的排泄，还可帮助稳定血压。

/营/养/功/效/

红枣具有提高免疫力的功效；红花可活血化瘀、保护血管。本品可预防高血压并发痛风。

红花红枣粥

/ 原料 / *水发大米100克，红枣15克，红花3克*

/ 调料 / *红糖10克*

/ 做法 /

1砂锅中注水烧热，倒入红花、红枣拌匀，煮沸。**2**倒入洗净的大米拌匀。**3**烧开后用小火煮约30分钟。**4**倒入红糖煮至溶化，盛出即可。

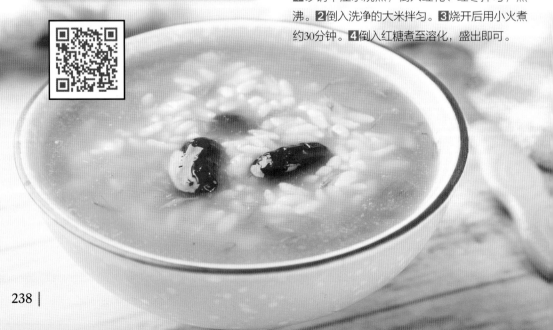